U0364531

中德双元培育
老年护理人才
探索与实践

主　编　张洪福　萨艾琪　李　冬

副主编　姚文山　郭　强　董莲诗　姚月荣

编　者　(按姓氏笔画排序)

王　丹（盘锦职业技术学院）

王　硕（盘锦职业技术学院）

王秀琴（盘锦职业技术学院）

付敬萍（盘锦职业技术学院）

加格尔曼（德国马格德堡大学）

朱塞佩（德国马格德堡大学）

伊尔曼（德国马格德堡大学）

苏　晗（盘锦职业技术学院）

李　冬（盘锦职业技术学院）

杨钧杰（德国国际合作机构）

肖靖琼（盘锦职业技术学院）

张洪福（盘锦职业技术学院）

金　莉（盘锦职业技术学院）

郑敏娜（盘锦职业技术学院）

孟　磊（盘锦职业技术学院）

闻万春（盘锦职业技术学院）

姚月荣（盘锦职业技术学院）

姚文山（盘锦职业技术学院）

郭　强（盘锦职业技术学院）

萨艾琪（德国马格德堡大学）

董莲诗（盘锦职业技术学院）

编写秘书　杨钧杰（德国国际合作机构）

华中科技大学出版社

http://www.hustp.com

中国·武汉

内 容 简 介

本书为中德合作双元制老年护理专业人才培养项目的成果总结。

本书共六章,内容包括:导论、行动领域、学习领域和学习情境相关的职业教育和护理教学法基础,借助影片、参观考察和科学研究来生成学习情境的教学案例,盘锦职业技术学院针对学习情境的开发与应用,德国护理职业教育当前面临的挑战,有关中国护理职业教育的新思考。

本书由德国专家和中国学者合作完成,可供老年护理方向职业教育工作者学习使用。

图书在版编目(CIP)数据

中德双元培育老年护理人才探索与实践/张洪福,萨艾琪,李冬主编. —武汉:华中科技大学出版社,2020.8
ISBN 978-7-5680-6521-4

Ⅰ.①中… Ⅱ.①张… ②萨… ③李… Ⅲ.①老年人-护理-人才培养-研究
Ⅳ.①R473.59

中国版本图书馆 CIP 数据核字(2020)第 152176 号

中德双元培育老年护理人才探索与实践 　　张洪福　萨艾琪　李　冬　主编
Zhong-de Shuangyuan Peiyu Laonian Huli
Rencai Tansuo yu Shijian

策划编辑:居　颖
责任编辑:张　琳
封面设计:刘　婷
责任校对:阮　敏
责任监印:周治超
出版发行:华中科技大学出版社(中国·武汉)　　电话:(027)81321913
　　　　　武汉市东湖新技术开发区华工科技园　　邮编:430223
录　　排:华中科技大学惠友文印中心
印　　刷:湖北新华印务有限公司
开　　本:710mm×1000mm　1/16
印　　张:9.75　插页:2
字　　数:151 千字
版　　次:2020 年 8 月第 1 版第 1 次印刷
定　　价:68.00 元

前言
Preface

盘锦职业技术学院是 1998 年经教育部批准成立的公办全日制高等职业院校,坐落于素以"湿地之都""红滩之滨""稻米之乡""石油之城"著称的辽宁省盘锦市,地处国家级新型战略产业开发区——辽东湾新区内,附近有石油及精细化工、能源装备制造和现代服务业三大产业集群,紧临盘锦港荣兴港区亿吨港口,具有独特的区域优势和资源优势。

医疗护理分院成立于 1978 年,前身是盘锦市卫生学校,经过 40 余年的发展,现在已经成为专门从事医疗护理教学与人才培养的职业教育教学基地。2014 年 6 月护理专业获批辽宁省对接产业集群省级职业教育示范专业,成为盘锦职业技术学院极具特色的重点专业之一。

2016 年盘锦市获批为老工业基地产业转型技术技能人才双元培育改革试点城市,拉开了盘锦职业教育学习德国双元制办学模式,实行本土化改革的序幕。2017 年开始,盘锦职业技术学院与德国 AHK 合作,成立护理专业改革小组,通过历时三年的教学实践,开始双元制护理专业(老年方向)教学研讨,先后开发了人才培养方案、双元制课程教学设计和教学方法等,积极探索中德双元合作护理专业(老年方向)人才培养体系。

本书系统介绍了德国职业教育护理专业教学法理论、护理职业教育最新政策,以及盘锦职业技术学院自主开发的老年护理学习情境范例。这些学习情境范例,可供培养老年护理专业人才参考使用。

本书包含六章:第一章为导论;第二章为行动领域、学习领域和学习情境相关的职业教育和护理教学法基础;第三章为借助影片、参观考察和科学研究来生成学习情境的教学案例;第四章为盘锦职业技术学院针对学习情境的开发与应用;第五章为德国护理职业教育当前面临的挑战;第六章为有关中国护理职业教育的新思考。

在本书编写过程中,得到了盘锦职业技术学院和德国马格德堡大学相关同仁的关怀与大力支持。在此,谨向给予编者帮助和支持的所有单位、人员及参考文献中的作者,表达诚挚的谢意!

由于老年护理双元合作办学在国内尚属少见,本书欠缺之处在所难免,恳请开设老年护理专业的兄弟院校的领导与同仁批评指正。

盘锦职业技术学院副院长

中德双元制合作项目负责人

目录
Contents ————

第一章

导论

一、双元制职业教育体系中的行动领域和学习领域概念

中国和德国的护理职业教育越来越专业化。考虑到专业护理实践和护理学知识的最新发展,将职业教育和护理教学中的科学知识与护理教育工作中的实践教学经验相结合,有助于不断提高护理职业教育的水平。德国 1996 年引入了行动领域和学习领域理念,实现了专业实践、职业教育培训和护理教学培训的结合。学习领域这一理念涉及各个职业的专业实践,当时之所以引入该理念,也出于对经济和劳动力市场政策的考量。

引入学习领域这一理念符合企业呼吁加强理论与实践结合的要求。该理念的引入是与负责职业教育的联邦职能部门达成一致的结果。因此,提高和掌握综合行动能力是教学工作的重点。相较于学科导向的传统课堂模式,学习领域呈现出一种视角的逆向转换,学科领域相关的课堂教学不再以学科理论作为出发点。要理解这些理论,需要在教学中运用尽可能多的实践案例。教学更多地从职业任务或问题出发,而这些任务和问题源自职业行动领域并在教学法上做了精心的准备。职业行动能力所需的知识在此基础上逐步形成。

职业行动领域和学习领域理念最初应用于德国双元制教育。德国双元制教育是在企业或跨企业学习场所及职业学校学习场所中,针对公认的培训职业所进行的培训。两类学习场所都有专门的职业课程大纲:在企业或跨企业学习场所方面,针对每个培训职业都制定了职业教

育条例;而在职业学校学习场所,每个培训职业都有相应的框架教学计划。1972 年 5 月 30 日,德国联邦政府和各州文教部长就上述课程大纲的制定签署了《联合成果议定书》。该协议是基于 1969 年颁布的《职业教育法》制定的,这一法案对德国职业教育做了全面性的规定。依据《联合成果议定书》,职业教育条例和框架教学计划的开发程序分为筹备阶段、起草阶段、协商阶段和通过阶段。

　　一旦社会对现有职业的要求发生了变化,或因社会不断发展需要增加新的培训职业时,职业教育的相关参与方应进行咨询和商讨。参与方包括社会合作伙伴、联邦和各联邦州政府。这个过程中,联邦政府有时会授权联邦职业教育研究所开展研究。筹备阶段过后,参与职业教育条例和框架教学计划的联邦和各州协调委员会对提交的项目申请做出裁定。随后召开的联邦专家会议负责制订企业或跨企业培训场所的职业教育条例和实训框架计划;同时召开框架教学计划委员会会议,制订学校学习场所的框架教学计划。联邦专家委员会和框架教学计划委员会相互通报其工作成果,必要时举行联席会议。职业教育条例和实训框架计划草案将提交给社会合作伙伴,框架教学计划草案则提交至文教部长联席会议下属的职业教育委员会审议。其后,联邦政府、社会合作伙伴机构的代表、框架教学计划委员会和文教部长联席会议秘书处将召开联席会议,这标志着起草和协商阶段告一段落。联邦和各州协调委员会就培训法规和框架教学计划草案做出最终决定,这一步意味着程序进入了通过阶段。接着,联邦政府发布职业教育条例和实训框架计划,文教部长联席会议决定框架教学计划。两份文件随后公示:框架教学计划将公布于文教部长联席会议的主页上;职业教育条例则发布在《联邦法律公报》中。

　　各联邦州可以宣布将框架教学计划作为本州职业相关课程的教学

计划，即针对教育过程直接采用框架教学计划。各联邦州也可制订自己州的框架教学计划，但州框架教学计划必须符合文教部长联席会议框架教学计划中的内容和时间要求。跨学科教学课程由各州自行制定。

能力培养是框架教学计划的重中之重。以学习领域为基础的教学理念，其首要目标是获得职业行动能力。上述目标的实现依靠不同的核心能力，这些能力须在相应的学习领域中取得。学习领域特有的核心能力包括专业能力、个人能力和社会能力。除此三项能力之外，还须培养方法能力、学习能力和沟通能力。框架教学计划对所有学习领域做了编号，并注明了时间基准，以及该学习领域所属的培训年份。

为使教师能够更好地运用教学计划，每个学习领域均撰写了相应的内容提要，包含绪论，职业学校的教育任务、教学原则、职业相关介绍、学习领域列表及阐述学习领域结构的说明。

二、全日制教育：各州负责贯彻学习领域的教学理念

德国除了双元制教育体系外，其全日制学校教育体系也有资质开展职业教育。全日制学校教育根据各州或联邦法规开展工作。与双元制教育体系不同，全日制学校教育体系培养对象是学生而非培训生。全日制教育体系中的学生未与企业签订培训合同，而是作为实习生参加职业实践。双元制体系中的两个学习场所有各自的课程大纲（企业或跨企业培训学习场所的职业教育条例；职业学校学习场所的框架教学计划），并各自承担相关的责任。而在全日制教育体系中，职业专科学校负责所有教育培养内容，其中也包括实习。

全日制教育体系中，由各联邦州自行决定是否采用学习领域为基础的教学理念。事实上，很多全日制学校确实已采用了这一教学理念。

当然，诸如萨安州（德国萨克森-安哈尔特州，简称萨安州）理疗培训职业教育课程加入了更多的专业系统知识。2020年新规定的护理职业教育框架教学计划中，课程大纲由课程单元而非学习领域组成。

三、编写本书的目的：课程单元的方案基础——从学习领域到学习情境

在框架教学计划和框架准则的指导下，如果学习领域是教育培训规范所规定的课程细分单位，那么学校就应将学习领域"分解"成为不同的学习情境，纳入年度教学计划。在护理专业培训中，学习情境指的是具体的案例情境，学员将学习如何护理各年龄段急诊患者、长期住院患者和门诊患者。负责整个教育过程的团队（参与相应护理职业教育或所选学习领域的全体教师）应设计适用于多个课程单元的具体学习情境。

教师可在本书中找到学习情境开发的背景信息和学习情境的示范案例，用以培训护理专业人员。

四、本书结构

本书首先介绍了从学习领域到学习情境，再到课程单元开发"琐碎工作"所需的科学知识、教育政策、职业教育和护理教学基础，并从宏观、中观和微观层面探讨了护理专业教师的课程大纲编制工作。只有将课程大纲与教学计划两者区分开，我们才能理解当前课程大纲编写工作的特点，这也是本书探讨教学计划和课程大纲发展历程的原因。当前，教育政策和科学知识对教学计划和课程大纲有着不同的解读，这一差异在从事职业教育教学实践的人看来尤为重要。因为教学计划和课程大纲这两个概念经常同时出现，而它们都与教学计划传统上的含

义有所不同。除了上述的概念区分之外,本书还从课程大纲角度阐释了"能力"这一概念的含义,介绍了相关的理论和实践。第二章接下来的内容旨在讨论学习领域的开发,富有批判性和建设性地研究了工商技术类专业业内代表发布的观察访谈内容,并介绍了与观察访谈法不同的、适用于与人相关的服务性职业领域的方法,即将观察法和回顾性访谈相结合,作为开发学习领域的一种方法。第二章的重点在于阐述学习情境的开发。为此,作者深入探讨了职业教育所要求的职业教育行动导向,职业教育行动导向可通过完整行动理念来实现。接下来的主题是护理教学法所要求的案例导向,可通过"双重案例相关性"方案得以实现。第二章还探讨了案例报告及相关案例解释。这也是案例导向教学法的前提条件,以及案例建构基础之上的、案例导向课堂教学的先决条件。第二章的最后,作者介绍了开发课堂教学单元的方法,课堂教学单元开发的基础是各种护理教学模型,本书对这些模型的基本特点也进行了一些描述。

伊尔曼、朱塞佩和加格尔曼从教育结构理论出发,概述了如何借助影片、参观考察和科学研究获知案例的基本情况,并将其纳入学习情境的构建。首先介绍了结构教育理论的基本特征,包括四个相互关联的层级和维度。然后,第三章借助所选的影片、博物馆介绍和一项科研项目中乳腺癌女性患者的图像,展示了如何使用这些素材构建学习情境。

盘锦职业技术学院医疗护理分院项目组教师,从中国护理领域、护理职业教育的历史发展和老年护理新挑战入手,介绍了学院老年护理方向双元培育改革的阶段性成果,特别聚焦老年护理方向学习情境的开发与教学实践、教学反思。

本书具体阐述的学习情境可供读者应用于实践,并做进一步的开发。本书记录了相关学习情境的开发过程,并阐述了职业和教学理念,读者可以此为基础，为德国和中国的课程大纲开发相应的学习情境。

　　本书最后两章分别阐述了德国和中国当前所面临的机遇与挑战。

　　从德方角度，笔者阐述了法律基础和萨安州的一系列新变化，变化涉及"通才护理职业教育"。2017 年 1 月通过的《护理职业改革法》强调了这一新理念。第五章深入讨论《护理职业改革法》《培训和考试条例》，框架计划及正在起草过程中的萨安州联邦州执行法案。通才护理职业教育理念的引入也将影响护理专业教师的社会环境和高校教育培养。最后也讨论了未来可能出现的、与此相关的改变。

　　从中方角度，笔者首先回顾了护理职业教育在中国的常见课程与教学设置，以及护理职业教育教师的入职要求与进修情况。继而引入了对中国护理职业教育的新思考，即着重加强有专业针对性、贴近实际的系统培训，提高学生适应社会的能力。最后阐述了以医养结合为指导，"康复、养老、护理一体化"的人才培养模式。"互联网＋"、人工智能在医疗卫生、养老服务领域的迅猛发展，对护理职业教育提出了新要求。

　　中观和微观层面的课程大纲编制工作是教师职业行动能力的组成部分。我们应结合自身对职业教育的理解，从科学的角度研究和反思这项工作。

（萨艾琪　杨钧杰）

第二章

行动领域、学习领域和学习情境相关的 职业教育和护理教学法基础

一、宏观层面、中观层面和微观层面的教师课程工作

(一)课程能力是课程工作中的优先项

课程能力是指确定某个具体的目标群体在一定时间内、借助可选择内容并利用适当方法培养出的能力。在确定所需发展的能力时,应结合宏观层面、中观层面和微观层面上的教学法进行规划,即在德国联邦/州层面具有约束力的课程大纲中确定能力(宏观层面)。在这些课程大纲中,各项能力分别对应着各个学习领域。负责所选培养专业的教育机构还要编制学校内部的课程大纲及每学年的教学规划(中观层面)。培养专业的教育团队需从学习领域的基础出发构建学习情境,这些学习情境包含了从学习领域中筛选的能力。所构建的学习情境又构成了开发各课堂教学单元的基础。对此,要在学习情境所列举的能力中挑选出那些需在具体课时中培养的能力(微观层面)(图 2-1)。

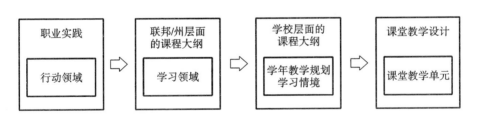

图 2-1 课程工作内容

下面首先简要介绍从教学计划到课程大纲的历史沿革。我们必须从教育政策和学术两个角度来理解培训规范在名称(课程大纲和教学计划)上的差异。本章第一部分将在最后阐述由此产生的能力概念在理论相对性和实践相对性方面的内涵和外延。

（二）从学术角度来区分教学计划和课程大纲

"教学计划"这一概念用于规定规范化的、不同课程的类型及教学内容的顺序，因此应与培养计划和课程大纲等由功能决定的概念区分开。回顾历史，我们能更加深刻地从学术角度理解教学计划和课程大纲之间的区别。

历史上对教学计划的思考可以追溯到什么时期？古希腊时代，王室子孙会得到阅读、诵诗、书写、歌咏、弹奏等方面的教导。此外，教师们还会教授他们如何进行初步事实调查、简单计算、体操、跳远、赛跑、掷标枪、掷铁饼、摔跤和舞蹈等。"那时候还谈不上是有计划地划分科目，更不具备约束性的教学内容；大家按科目分别向各领域的大师求教。"在柏拉图所在的时代，诗歌成为教学内容，包括阐释、评价和讨论。柏拉图在其《理想国》中草拟了一份教学计划，人们取其精华，以此创建公共学校必修课的基础：受教育对象应为所有的自由人，包括男孩和女孩。具体的教学内容应该按照年龄特点进行传授。柏拉图提出的计划并未实现，不过首次提出了包含各科具体内容的科目体系思想。与柏拉图类似，亚里士多德也认为教育和教学是国家的职责，但亚里士多德的观点更具实用主义的特点。亚里士多德强调：在有用的内容中，不应教授全部，而只要教授必要的内容，即那些从自由活动和不自由活动的差异中所得出的内容。

古罗马时代融合了古希腊时代柏拉图和亚里士多德等人的思想，但却并没有全盘接受。这时，修辞学在针对知识规范体系的思考中开始占据重要的地位。而在此之前，修辞学只见于哲学家的著作中，如亚里士多德的《修辞学》等。西塞罗在《论演说家》中谈及自由公民时这样写道：社会公共部门的演说家必须对所有重要领域均有所涉猎，包括风

俗习惯、法规判决、法律和哲学……毕竟，雄辩的公共事务应受到美德
和智慧的指引。瓦罗的作品《学科要义九书》对知识规划体系的形成起
到了重要作用，书中列举了后来以"七艺"之称闻名于世的科目。瓦罗
还将医学和建筑学列在第八位和第九位。马提亚努斯·卡佩拉最终在
其著作《语言学和墨丘利神的联姻》中将"七艺"确定下来，它们是文法
学、逻辑学、修辞学、几何学、算术、天文学和音乐。医学和建筑学这两
种"实用技艺"不在其列。"七艺"成为一种规范，贯穿了整个中世纪。
从古罗马到中世纪所发生的知识转移以这部具有不可估量影响的巨著
作为开端。

　　将教学计划视为每科均包含特定内容的科目体系，这种思想及相
关实践一直根深蒂固地延续到了 20 世纪，教学计划都是"精神力量亦
即社会力量斗争的（结果），而不是教育学反思的结果"。维尔纳·维雅
特引用了弗朗茨·韦纳特的教学计划理论，并指明：作为"生活和教育
权力"，国家和教会，经济和社会，艺术和科学，都在竭力争取在学校的
教学组织结构中体现自身的目标和利益。由于这些互相竞争的力量中
没有一种力量能够压倒其他力量，所以国家被赋予了"平衡性机构"的
职责。直到 19 世纪末，教学计划皆是国家委托给个人的工作结果，如
19 世纪初威廉·洪堡的学校教学计划等。

　　20 世纪 60 年代，教学计划的理念脱离了课程大纲的思想。如果说
教学计划是国家针对特定时间段、特定学校形式的特定科目或学习领
域所要求的、对教学内容和教学目标的有序总结（知识、技能、态度、行
为），那么课程大纲则规定了一个学习过程最终应该培养出来的能力。
能力导向的课程大纲包括对时间段、学习条件、教与学的关系或内容的
说明。课程大纲与教学计划的本质区别在于：前者关注的是学习者方
面的输出导向，而非与教学计划相关的教师对学习者的输入导向。课

程大纲及大纲规定的能力也体现出了考核的理念、具体的学习成果检验方法。从 20 世纪 60 年代开始发展的课程理论为这些课堂教学规划方面的革新奠定了科学基础。课程理论以对过往教学计划的批评作为出发点,认为后者内容冗繁,过于传统,达不到当前科学水平等。但是,该理论更多聚焦于学习概念,最新的课程大纲又重新明确地强调了教育思想,如 2020 年开始实行的护理职业教育框架计划。

索尔·罗宾松是较早的课程理论家之一。他的目标是通过分析生活情境对学校科目及学校形式进行审核。专家、学者、学生和将来可能会就职于护理机构的代表们要去确定和分析各个生活情境,也就是说,在开发课程时,要让学术界和学习者的"接收单位"共同参与到课程的开发过程中来。如今,在各个培养专业的课程工作中均能见到这种集体打造课程所做的努力,如萨安州健康和社会专科中学的卫生健康专业教学计划委员会所开展的工作,以及 2020 年开始生效的护理职业教育框架计划委员会的努力等。

（三）教学计划和课程大纲:两者在教育政策和教育实践中被作为同义词使用

目前,从教育政策和教育学的专业角度来看,人们将各个培养专业的培训规范称为"教学计划"。即便从学术上来看,这个"教学计划"实际上是 20 世纪 60 年代兴起的课程理论中所提到的课程大纲。富有历史色彩的教学计划如今只在少数情况下才能见到,如萨安州理疗职业教育框架准则。

（四）能力概念是现代课程的核心要素

在社会发展和应对职业挑战的过程中,能力概念日益重要,特别是职业生涯的个性化促使人们将教育资源视为获取生存机会和职业机遇

的基础条件。这种资源带来的压力逐步转移到个人身上,此现象最终
导致从业者成了所谓的"劳动力经营者"。

语言学家诺姆·乔姆斯基将能力概念带入了学术讨论。如今,各
种不同的学科并没有就"能力"这个概念的本质形成共识。弗朗茨·韦
纳特因此将"能力"视为一个类似"通货膨胀"的概念。约翰·埃彭贝克
和卢兹·冯·罗森施蒂尔则表示,能力概念具有理论相对性。每次在
学术上使用能力概念时,均须首先说明所使用的"能力"一词究竟如何
理解。不仅在学术讨论中,人们对能力概念存在不同的理解,在教育实
践工作中,也须说明是何种能力,以及如何理解这种能力。能力概念用
于教育实践时,则具有实践相对性。

如果试图在教育学、心理学和社会学之外寻找一个"能力"的共同
定义,则能够发现四大具有关联性的特征。能力通过以下方式显现出
来:特定语境下的主体(A)对相关情境(B)做出自己的阐释或定义,随
后基于这种情境解释采取行动(C),一个人的能力可通过获取知识以
及从经验中学习来改变(D)。对于教育实践,尤其是对于能力的考核
与评定而言,重要的是无法在某个唯一的测评时间点基于能力定义进
行能力检测,只有当一个人在不同时间点的行动是类似的,不能将行动
仅归因于情境或者偶然时,才能说是能力。因此,要做到在每个有计划
的教育单元之后能够对各项能力进行检验。出于上述原因,能力检验
从教师的角度来看应具有可操作性。例如,"学生说出心脏的构造",而
不是"学生了解心脏的构造"。另外,能力表述揭示了要达到的不同能
力水平:说出、描述、评价、分析、比较,这些行动互为基础,必须在达到
前一标准后才能获得后一种能力。举个例子:学生们必须首先说出某
个器官的组成部分,然后才能对其进行描述。要将不同的组织、过程和
实操相互比较,对各个组织、过程和实操进行评价和分析。

尽管能力具有理论相对性和实践相对性，但职业学校在开展双元制职业教育的过程中还是形成了统一的能力定义。根据教育政策要求，行动能力可理解如下。

个人具备在职业、社会和个人生活中行为举止得当，承担个人和社会责任的意愿和能力。行动能力包括专业能力、个人能力、社会能力等多个维度。

专业能力：基于专业知识和技能，有针对性地用正确的方法独立完成工作和解决问题，并对结果进行评估的意愿和能力。

个人能力：作为个体，认真思考并评估自己在家庭、职业和公共生活中的发展机遇、要求和制约因素，发挥自身才能，制订和完善生活规划的意愿和能力；包括独立性、批判性、自信心、可靠性和责任感等品质，尤其是培养正确的价值观和对自身价值的认定。

社会能力：建立和处理社会关系，感受和理解关注和压力，与他人理性相处和沟通的意愿和能力；尤其是培养社会责任感和与人融洽相处的能力。

方法能力、交际能力和学习能力是专业能力、个人能力和社会能力的内在组成部分。

方法能力：有针对性、按部就班地完成工作和处理问题（如制定工作步骤）的意愿和能力。

交际能力：理解并参与交际情境的意愿和能力；包括感受、理解和表达自身以及对方的意图和需求。

学习能力:独自或与他人一起理解各种事物及关联性的信息并对其进行分析和归纳总结的意愿和能力。学习能力尤其还包括在职业中及职业外培养学习技巧、制定学习策略,并在终身学习过程中加以运用的意愿和能力。

行动导向是课程工作的核心要素。然而,只有当教师具备课程能力时,才有可能在宏观层面、中观层面和微观层面上实现行动导向。本书将在下面的章节中描述教师在思想上或在实际行动中必须完成的各个阶段。

二、从行动领域到学习领域

(一) 学习领域是经过教学法整理归纳后的行动领域

德国从 1996 年起开始制订具有学习领域结构的课程大纲。其背景是德国文教部长联席会议做出教育政策决定,要求只能按照这种理念制订框架教学计划。要构建学习领域,首先必须对某种职业或者某种职业的行动领域进行深入探讨。

行动领域是相关任务的集合体,其中包含职业行动情境及对生活和社会有重要影响的行动情境,职业学习过程则旨在应对这些情境。行动领域将职业、社会和个人的要求结合在一起。

在为工商技术类职业及商业类职业制订框架教学计划时,要以职业行动领域中的业务流程和工作过程为参考。业务流程由一系列相关的连续行动组成,在商业关系中,这些行动会形成协议。工作过程则是指有助于实现目标的生产和服务活动。商业领域和技术领域的工作过程可描述如下:商业领域的工作过程主要是信息的确定、处理、转化和传递;在技术领域中,工作过程集中于物质商品的生产。

为了确定某个职业有哪些典型的工作过程和业务流程,我们首先需要从职业实践中找出相关的行动情境。通过实践者的观察、经验报告或者借助访谈、小组讨论或专家研讨会等方式,生成这些行动领域。这些行动领域之后再以学习领域的形式进入职业教育。但是,学习领域并不等同于行动领域,而是经过教学法整理归纳后的行动领域,除了要能帮助学生为职业做好准备,还要符合职业学校的教育任务要求。

将行动能力理解为指导目标,便可得出构建学习领域的几项措施。

• 学习领域要以能力概念为指导,绝不能仅仅参考从职业行动领域中得出的结论。

• 学习领域必须引导(学生)在专业能力之外发展个人能力和社会能力。

○ 专业能力、个人能力和社会能力构成行动能力的几个维度,它们不能互相分离,也就是说,不允许存在单独针对行动能力某个维度的、孤立的学习领域。

• 方法能力、学习能力和交际能力是行动能力三个维度皆不可或缺的组成部分。学习领域不能将发展方法能力仅仅与专业能力挂钩。同时也不存在孤立的学习领域,比如学习领域只针对目标和内容均不确定的方法能力。

自从将职业教育实践引入学习领域以来,职业教育学者和课程开发者已向专业公众介绍了用来确定行动领域和构建学习领域的多种方法。下面将介绍确定行动领域、构建学习领域的方法。

(二)莱茵哈特·巴德尔的流程结构

莱茵哈特·巴德尔提出了一个基于理论且十分实用的流程结构,其包含八个步骤。在这个构建学习领域及开发学习情境的流程结构中,每一个步骤都有主旨问题作为支持,这八个步骤如下:

- 掌握职业和工作过程之间的关联;
- 掌握职业的培养条件;
- 掌握行动领域;
- 描述各个行动领域;
- 判断所掌握的行动领域是否适合作为学习领域的基础(粗略估计),并对行动领域进行筛选;
- 将筛选出的行动领域转化为编排得当的学习领域;
- (按照文教部长联席会议指南的规定)充实和拟定各个学习领域;
- 以行动领域为导向,细化学习领域,开发学习情境。

(三)玛蒂娜·穆勒的过程指南

"职业资格研究"对职业行动进行结构梳理并加以阐释,行动领域的确定是这类研究的一种形式,这种旨在生成行动领域的结构梳理和职业澄清研究需要经过以下几个步骤:

- 确定职业行动/活动,研究结果为职业维度;
- 工作过程和业务流程系统化,研究结果为职业特征;
- 拟定行动领域,以此作为讨论基础,研究结果为行动一览表。

这些行动领域先要接受质量分析,然后据此开始构建学习领域:

· 构建学习领域,研究结果为学习领域清单;

· 编制学习领域一览表,研究结果为学习领域一览表草稿;

· 确定参考时间,研究结果为参考时间;

· 对学习领域一览表草稿进行教学法的反思。

这些过程之后衔接了对学习领域一览表的质量分析及对所有学习领域目标的质量分析,最后确定各个学习领域的内容并对这些内容进行质量分析。

（四）米夏·莱茵霍特、贝恩·哈斯勒、法克·霍韦、米夏·克莱纳和费利克斯·劳耐尔的观察访谈及专家与技术工人的研讨会

为了确定工商技术类职业领域中的重要工作过程和业务流程,专家建议将多种方法结合使用,包括专家与技术工人的研讨会及观察和调查,要采取的步骤如下:

· 筹备专家与技术工人的研讨会;

· 举行专家与技术工人的研讨会;

· 对专家与技术工人的研讨会进行成果分析和确认;

· 分析职业性工作任务的准备工作;

· 编制分析指南;

· 开展观察访谈并加以分析;

· 拟定学习范围;

· 拟定学习领域。

（五）萨艾琪提出的旨在生成个人服务类职业行动领域的专家研讨会、观察和回顾性访谈

前面简单介绍的三种方法大多是针对工商技术类职业开发的。个

人服务类职业的专业特性使其与工商技术类及商业类职业的工作过程
和业务流程有着根本区别。依据职业理论,这种区别在于主体导向:在
个人服务类职业中,向相关职业群提出的请求是相关人员自己无法解
决或处理而要由专业人员代为处理的事项。这一事项针对社会核心价
值问题(健康、教育、法律),一旦受到威胁便事关个人的生存。对个人
而言,这涉及已经存在或即将面临的潜在痛苦。因此,专家研讨会是可
行的方法。莱茵霍特、哈斯勒、霍韦、克莱纳和劳耐尔建议的观察访谈
并不适用于确定个人服务类职业的核心专业特性。

> 这种方法旨在对专业人士进行询问调查,从而对从单纯观
> 察中无法展露出意义和作用的印象形成补充。例如,要求一
> 名技术工人在装配机器时,在操作之余还要将其操作过程用
> 语言表达出来。与单纯通过观察得到的描述相比,简短而有
> 针对性的提问通常有助于获得对技术工作明显的、更为详细
> 的了解。

在个人服务类职业中,教育工作者和学生、专业护理人员和患者、
理疗师和患者及律师和委托人之间的关系具有信任、亲近的特征,同时
还有处理过程的不确定性(关于教育成果、治疗、法律程序判决的预测)
的特征。如果在职业行动期间进行询问调查,这种关系会受到显著的
干扰。这些职业适合将观察与(时间滞后的)访谈结合起来,这种回顾
性访谈针对专业处理已出现或即将出现的整个工作过程,以及针对课
程开发团队成员代表所能观察到的具体情境。

三、从学习领域到学习情境

学习情境是学习领域的教学法整理归纳的结果。由于如今课程大纲具有开放性,大纲下的每级内容都可以充实教学法内容。以学习领域构建的课程大纲涵盖整个培养期,培养专业团队在学年教学规划的框架内拟定学习情境,形成教学法的基础。具体而言,这意味着专业团队要针对每个学习领域,拟定一个培训年度特定学习领域和跨学习领域的多个学习情境。对此,巴德尔论及了一个"找到的过程",这个过程以指标为指导,以经验为基础,并以创造性为特征。但专业团队的各个成员必须能够理解前序过程,并懂得如何以学习领域的形式整理好针对行动领域的教学法。

培养专业会议的成员有责任在学校现有条件下组织编写框架教学计划,并通过学习情境对教学计划加以细化。在这方面,对培养专业会议的成员所提出的要求类似于对框架教学计划委员会成员所提出的要求:若要让学习领域成为课程大纲的基础,他们必须能够理解并评判从行动领域到学习领域的课程大纲编制过程。换言之,专业团队必须在思想上重构:一个学习领域为什么是现在这样,为什么将其描述和确定为学习领域。

与构建学习领域的情况一样,学习情境的开发也以能力决定为优先项。排在其后的依次是关于内容的决定和关于手段和方法的决定。行动导向在这里仍然十分重要。

规划学习情境时,与职业教育相关的是行动导向理念、完整行动理念及案例导向理念。它们都对学习情境开发和随后的课堂教学单元开发具有重要的意义。下面就这三种理念做更为直观的描述。

1. 将行动导向理念作为学习情境的构建原则

职业行动能力作为职业教育的目标,是每一次课堂教学的核心。据此,在课程工作中,行动导向贯穿宏观层面(德国联邦/州层面上的课程大纲中的学习领域)、中观层面(学年教学规划中的学习情境)及微观层面(由各位教师拟定的各个课堂教学单元)。巴德尔认为,学校、企业及规划教育的部门对于"职业行动导向"的理解不同,他列出了如下11种不同的表现。

(1)以完整行动理念作为企业培训的行动导向,包括独立规划、实施、检查和评价职业工作。

(2)从事实和问题中学习意义上的学校教学行动导向:这种事实和问题能够在学习者的经验中找到或者预计可获得。

(3)行动导向可作为心理学基础对所有学习过程进行结构化梳理:大多建立在认知心理学理论、行动调节理论或两种理论的基础上。

(4)行动导向可作为学习过程的设计:其中,学习者尽可能通过自主行动进行学习,至少要采取积极主动的行动来学习,无论如何不能仅通过在思想上理解他人的行动来学习。

(5)行动导向可作为在具体行动中的学习,并不因为有确定的知识(如自然科学知识)做支撑就能够确定它的学习成果,成果应是开放式的。

(6)行动导向是伙伴交流行动需求的导向。

(7)利用所计划的方法改变遇到的情境,使其朝着切合有价值的目标方向改变。

(8)行动导向是企业独立自主的特征。

（9）行动导向是隐含知识的发展和传授。

（10）行动导向为能力发展做准备，以应对无法预测的职业、社会和个人的要求。

（11）行动导向可作为课程开发的指导方针。

对行动导向有上述 11 种阐释，下面将具体探讨其中之一，即以完整行动理念作为企业培训的行动导向。

2．将完整行动理念作为学习情境的构建原则

人们试图通过职业教育学的不同理念及其相关专业教学法，促进课堂语境中的学习（互动的、符合法律及制度前提条件的）。"完整行动"是一种理念，意在以特殊方式协助人们为未来从事的职业做好准备。

如果提到"完整行动"理念的教育学先驱，人们通常会想到裴斯泰洛齐（1746—1827）。他认为只有在大脑、心和手都参与的情况下，才能实现初等教育。第斯多惠（1790—1866）、福禄贝尔（1782—1852）和凯兴斯泰纳（1854—1932）也是主张行动导向的教育家。约翰·杜威（1859—1952）进一步明确了经验概念，奠定了行动导向的理论基础。"经验"这个概念不单单关注为了教育目的而积极实现的学习过程，还考虑到了让我们遭受痛苦的经验并借此学习的遭遇——也就是从痛苦中学习。这种学习适合于课堂和学校内外。"做中学"（learning by doing）这个口号有人认为是杜威提出的，但早在 1657 年在夸美纽斯的《大教学论》中便可寻得其踪迹。亚里士多德在《尼各马可伦理学》中也强调了实践操作，即模仿和练习的重要性。

若要从职业教育学和职业专业教学法的角度来谈行动导向理念，我们首先要了解心理学家维果茨基和列昂季耶夫及他们的活动理论，以及艾伯利的行动理论。行动导向的课堂教学便是建立在这些理论的基础之上。皮亚杰的发展心理学理念也被用作理论依据，该理论说明了个人从认知上对其相关环境的适应。此外，哈克和弗尔佩特的行动调整理论也常在该领域被提及，完整行动理念采纳了他们的行动及目标规划理念。

可是，我们究竟该如何在职业教育中应用完整行动理念呢？首先，仔细了解一个职业的各项活动至关重要：职业的核心任务可以细分为多项子任务，而子任务又能进一步细分。以专业护理人员为例，他们的工作内容是看护和照管老年人或患者。其中的一项子任务是护理过程。护理过程又可以按照薇瑞娜·菲希特和玛塔·迈耶的六步模型再次被划分为六个工作步骤：

- 收集信息；
- 统计问题和资源，做出护理诊断；
- 确定目标；
- 规划措施；
- 实施措施；
- 核查和改进。

若要在护理职业教育中按照完整行动的课堂教学方法介绍护理过程，就要遵循六阶段流程。我们将视角从老年疗养院或医院切换到职业学校，这时，完整行动的六个阶段包括：

- 获取信息；
- 规划；
- 决策；
- 执行；
- 检查；
- 反思。

从职业教育的角度,我们可以借助这种阶段模式,在学习情境中为未来的每一个职业行动情境做好准备。换言之,如果按照完整行动理念进行课堂教学,可以将这六个阶段应用于护理过程的每一个工作步骤中。也就是说,在护理过程第一个步骤的传授过程中,我们可以运用完整行动理念,通过六个阶段的行动导向方式(如给小组布置综合工作任务),让学生掌握"收集信息"这项作为护理过程第一个工作步骤的护理活动。同时,学生还能获得以下体会。

(1)护理过程的第一个工作步骤"收集信息"很有必要,因为只有充分收集信息后,才有可能了解一个人的护理需求和必要的护理措施。收集信息的方式、方法以及所收集信息的质量和数量会给后续所有工作步骤带来影响。

(2)学生还将了解到,他们可以从书面资料(如护理交接报告)中提取信息。与患者的初次谈话或入院谈话具有重要的意义,同样重要的还有与患者家属的谈话。这里会涉及沟通的问题。

(3)另外一个获取患者信息的重要手段是护理查房。学生要了解并能概述查房流程。

(4)直接观察及患者或团队成员的陈述也能成为信息来源。

(5)信息收集获取在任何时候都不会结束,每天都会产生新的信息(如患者或护理对象对护理措施的反应)。

(6)我们可以按照信息获取方式(直接获取与间接获取)和信息种类(主观信息和客观信息)对这些不同的信息来源加以区分。在此,还可以进一步关注客观数据的产生过程,比如,在对护理和医疗进行研究时如何形成客观的标准范围或参数。

(7)信息库的设计一般依据护理理论。我们首先必须了解与之相关的护理理论,如相关护理理论表明了什么、符合该护理理论的信息库应有怎样的结构等。

（8）可使用评估工具来确定一个人的自理能力或护理需求。这里可以利用 Braden 量表或 Norton 量表评估压疮风险，Barthel 指数评定量表则用于对一个人的依赖性或自理能力进行描述和评级。

由此可见，通过收集信息（护理过程的第一个工作步骤）来获取信息（完整行动职业教育理念的第一个工作步骤）比初步预计的要复杂得多。在后面的工作步骤中，必须针对具体的案例做出收集信息计划（在哪里能够获得哪些信息），然后做出关于"获取信息"的决定（哪些人在哪里获得哪些信息）。建议在这一阶段与他人（如教师）商议计划，或者在班级里对计划进行展示与讨论。然后在执行阶段开展收集必要信息的实际工作。在汇总所有信息时，学生可借助自己的计划再次检查是否完整地执行了计划，接着在班级里对工作结果进行展示，并进行自我反思。

学生可以按照完整行动的六个步骤，通过所选案例独立掌握职业活动的一个工作步骤。这个工作步骤可分解至微观层面，如"护理过程中的信息收集"。这个工作步骤同样可应用于实践中的类似情况。

3. 将案例导向理念作为学习情境的构建原则

完整行动理念不能完全符合个人服务类职业培养专业的特殊条件，在教与学的过程中纳入完整行动时也并未顾及职业行动所涉及的主体。出于这一原因，在包括护理在内的个人服务类职业的教育培训中，要考虑到目标群体（患者与老年人）的特殊情况。

因此，案例解读在个人服务类职业中属于职业行动的范畴。专业护理人员总是要先将病例相关内容吃透，才能理解该病例，接着根据病例情况为目标群体提供指导、建议和护理。案例解读也适用于个人服务类职业的职场新人培训，例如护理职业教育中的护士培训，培训内容可以是护理职业的行动能力,涵盖了护士在跨职业团队中护理患者、老年人的导向工作。这种行动始终要让患者或老年人参与其中,要始终将他们纳入其中。患者或老年人可能某天情绪低落,这时的他们不太愿意接受护理措施;也可能某天他们感觉良好,十分想要与人交流,此时专业护理人员能在谈话中成功地获取对康复过程有促进作用或妨碍作用的相关信息。因此,从事护理职业教育的教师必须向学生传授如何对待此种案例关联,尤其是在职业行动中处理这类事例的方法。案例关联是职业学校培训的授课内容,必须在学习情境及随后的各个课堂教学单元中有所反映。

近年来,在健康和护理类职业培训中,不仅是教师,学生(在要求之下)自己也越来越多地将构建的或自身经历过的案例带入课堂教学,因为培养规定和考试规章也进一步强调了案例关联的必要性。对这类案例的处理可以培养学生的问题解决能力或者文本解释能力。研究这些案例时,首先要能识别出各种关联,从复杂案例中找出(有时很复杂的)问题,识别和处理专业人士与患者或老年人的互动中所出现的矛盾和悖论。如果为了培养问题解决能力而需要在学习情境和随后的课堂教学单元中引用某个案例,所使用的这一案例应满足如下要求:①案例必须符合具体现实、与职业领域相关且清晰明了,同时允许有多种解决问题的可能性;②案例应包含符合所有此类情境的陈述,以及只适用于个案的陈述;③通过该案例传授科学知识;④所选案例必须具有明晰的时间和叙述结构。

若为了培养文本解释能力而选用某个案例,那么学生应学习设身处地地了解参与疾病治疗过程的相关人员的不同视角,能将自己放到不同相关人员的位置上进行解释。为此需对真实的行动情境加以记录,而且必须考虑使用一种方法来解读案例。在待开发的学习情境中引入案例会对个别课堂教学单元的设计产生影响。案例问题和案例解读及案例解决可能要占用大量课时。某个学习情境中的案例问题能提供随后课堂解决案例问题的各种视角。下面将简要叙述如何从学习情境过渡到具体的课堂教学单元。

四、从学习情境到课堂教学单元

本章重点介绍如何制定学习情境，即中观层面上的教师课程工作。主要内容为行动领域、学习领域和学习情境相关的职业教育学和护理教学法基础，下面的内容涉及其后续流程，即如何在拟定的学习情境的基础上制定具体的课堂教学单元。

微观层面上的教学工作指的是护理职业教育每节课中的教与学计划。对此，在过去几年中涌现了大量的护理教学法的理论和模型，这些理论和模型在理论定位、实证基础和所聚焦的内容范围等方面各有不同。除了将其归类为护理教学法理论前期工作的杜伊斯堡和阿劳模型之外，还有以下理论和模型：

- 批判建设性的护理学习领域教学法；
- 互动主义护理教学法；
- 主体导向护理教学法；
- 护理教学法范畴分析；
- 护理教学法的行动理论模型；
- 护理教学法基础研究。

护理教学法模型的特征是在拟定课堂教学单元时特别关注具体案例问题的系统相关性，关注具体案例的职业行动能力，这意味着要研究以下内容：

- 接受护理的患者或老年人的看法；

· 护理人员 (护士) 的看法 ;

· 参与护理、照管及提供护理服务资金的机构 (如医院、养老院、医疗保险机构、护理保险机构) 的看法 ;

· 社会对护理人员、患者或老年人,以及与之相关机构的看法 ;

· 护理工作本身。

在对护理教学法模型进行批判性、建设性应用时,每位教师都应通过确定能力并选择适当的内容和必要的方法来培养学生的职业行动能力。从宏观层面到中观层面再到微观层面,课程工作要求教师具备制定课程大纲的能力。教师应该接受这种能力的培训,并在从事的职业活动中不断锻炼这种能力。

（萨艾琪　杨钧杰）

第三章

借助影片、参观考察和科学研究来
生成学习情境的教学案例

一、导论

教育团队以学习领域为基础开发学习情境。学习情境是目标的具体化：对于中观层面的课程大纲编写工作而言，温弗里德·马洛茨基在结构教育理论中所阐释的教育学基础、完整行动职业教育理念及案例导向护理教学理念都起到了非常重要的作用。案例导向护理教学理念首先关注如何编写贴近现实的案例，即教学案例应符合护理专业人员的操作实际。此外，还应针对学习情境和课程单元，就案例做教学法上的准备。

本文将扼要介绍如何在案例编写的过程中利用影片、参观考察和科学研究这些形式，促进学生的职业行动能力的提高。需要注意的是，本书所举的例子对应德国 2020 年《护理职业改革法》生效前编写的学习情境，一旦 2020 年《护理职业改革法》生效，本书介绍的学习情境经修改后依旧适用。

二、结构教育理论作为中观层面大纲编写工作的科学基础

个性化、灵活性等社会发展要求使人们反思传统的学习和教育过程。马洛茨基一方面全面研究了社会发展状况及新时代对个体所寄予的期望，另一方面，他就学习和教育过程开展了广泛的科学研究，结合两者，于 1990 年提出了结构教育理论这一概念。马洛茨基援引贝特森的学习层次模型理论，将学习和教育过程描述为四个层次，即学习第一阶段、学习第二阶段、教育第一阶段、教育第二阶段。

• 学习第一阶段：这是简单的刺激-反应模式。具体的刺激引发个体特定的反应。对于同一个具体的刺激，不论背景情况如何，个体总是

做出同样的反应。

· 学习第二阶段：相对于学习第一阶段，学习第二阶段复杂性有所提高。个体首先评估背景情况，再做出反应。在学习第二阶段中，个体会形成新的习惯和偏好。个体的世界观和对外界的反应行为在此阶段构建形成。

· 教育第一阶段：这一阶段个体对自身习惯或与外界的关系有了反思性的理解，个体与自身及周围环境是批判和质疑的关系。

· 教育第二阶段：这一阶段个体对自身与外界的接触和理解以反思为主，并且这种接触和理解非常复杂。

在研究每个学习层次时，如同贝特森所描写的那样，马洛茨基认识到各个学习层次的质量不同。他发展了这些学习层次，简单的学习过程在世界关联和自我关联的基础上可理解为教育过程。若要实现个体教育，就必须让自我关联和世界关联与个人形成关系。

本杰明·乔里森和马洛茨基描述了对学习和教育层面均起到重要作用的生活导向四大维度。这四大维度具体如下。

· 知识关联：知识条件和界限的框架与批判性反思。

· 行为关联：对自身行为伦理和道德基础的发问，特别是在丧失了传统的正当性说明模式之后。

· 边界关联：与理性无法理解的事物间的关系。

· 人生经历关联：对主体的反思，以及对自身身份及其生活经历的追问。

（一）知识关联："我能知道什么？"

在如今的知识社会中，"我能知道什么？"这个问题至关重要。康德曾提出这个问题：

> 这个问题旨在反思信息和知识的起源和有效性,最终目的是反思……知识储存指的是对一个问题相关的、媒介形式存在的不同知识库的排列和组织。这些知识库可以特定的视听形式表现出来,如以电影的形式。

处理各种形式的媒介时,最大的问题在于知识的来源及其可信度,以及所使用信息来源的可靠性及其可用性。在当今社会人们可以使用各种各样的媒介,特别是可以使用互联网。因此,上述问题变得尤为重要。"开发信息和知识管理,对待信息来源采取审慎的态度"这一点非常重要。乔里森和马洛茨基认为:若要有逻辑和智慧的导向能力,除了需要感知和记忆能力之外,还要依靠分析、理性和概念思维,只有当人们持续拥有明确的问题导向意识时,才能处理好大规模的知识库与信息量。在生活的所有领域,这种问题导向意识都需要一定的基础知识作为支撑。一些专业化的生活领域还需要定义明确的概念来辅助。"只有当我们能命名事物的时候,才能真正区分它们。"社会正高速发展,今日的科技产品明天即可能被淘汰。因此,上述观点在当下极为重要。对于更替迅速的媒介,我们需要了解每个人自身能对此贡献什么。如今,人人都能成为互联网的"生产性使用者"。程序性知识和能力的获得以实现自身行为和塑造自身多样性的成功为导向,因为"自己动手"可以促进对新媒体的理解,并促进新媒体的使用。

不同媒介为学生提供学习知识的机会,学生也能够从错误中学习。教师应当成为学生学习过程中的陪伴者,教会学生如何对待电影这一媒介,如何规划参观考察,如何开展一项科学研究,从而让学生为日常的工作和生活做好准备。

另外,学生也必须清楚了解使用互联网媒介的弊端,例如,在互联网上公布的个人信息大多会储存很长一段时间甚至会被永久储存，这些情况几乎不可控。互联网自然有许多优点，但使用时也存在风险。

> 只有当人们考虑到这些威胁，他们才能与自己和外界建立起反思性的关系……这是知识社会最为核心的挑战；同样，在对待知识时，反思性也会得到提升。

（二）行为关联："我该做些什么？"

每个人都曾经问过自己这样一个问题，或者被他人问过，即"你是否已经做了自己原本能够做的一切？""已经做的"和"原本能够做的"是有区别的，这主要归因于"知识和行为并不一致"的事实。然而，我们每天依旧面对着这样一个问题："我该做些什么？"这个问题涉及"于我而言总体合适和于我而言具体合适的行动方案这两者的关系。具体行动方案的实现在特定情况下会产生一定的后果，这些后果可能是有意为之，也有可能是无意为之"。即便微不足道的行为也可能产生让行为人必须承担的后果。在乔里森和马洛茨基看来，教育在这种情况下意味着"人对自身、他人和自然的一种态度，原则上包含了责任"。他们援引了埃里希·韦纳特的观点：教育是人们能够承担责任的状态。"我该做什么？"这个问题本身暗含了承担责任的意愿，将责任意识置于关注点的中心位置。然而，这里指的并不是谁相对于谁应该承担多少和哪些责任的问题。一般来说，人们除了对自己负责之外，也要对他人负责。在回答"我该做些什么？"这个问题的时候，更多涉及的是在社会中如何或多或少带有责任意识地去建立联系，以及"如何平衡近与远、义务和自由之间的关系"。行为关联这一维度是对世界观的阐释或展现，是"在集体和社会的大环境中对行动方案的反思"。构建关系和传播知识时,针对行为方案的反思能力非常重要。依照康德的观点,"我该做些什么?"这个问题与道德和世界观紧密相连。每个人都须自行就知识的范围和使用做出决定,从而解答上面的问题。此处关乎的是:做正确的事情,给出判定正确与否的理由,或者做错事并承担起相应的后果。

(三)边界关联:"我能有什么愿望?"

边界关联涉及"我能有什么愿望?"这个问题,与理智、理性和科学这些主题相关。一旦有了界限,便会将某些事物圈定在界限内,而将其他事物排除在外。圈定在内的事物与自身的对立面之间存在关联,"理性指向非理性,理智指向不理智,自身指向他者"。

针对教育,乔里森和马洛茨基确定了以下观点:

> 教育作为自我导向和世界观,其自身与形而上有所关联。这种形而上以宗教、神话或神奇内容的形式出现,当然也可通过其他的形式表现出来……我们必须承认,科学无法准确界定生命起源的界限。

因此,教育工作的内容之一是要学会正确对待界限,必须学会反思这些界限。教育包含的一项内容是"让人们了解如何对待界限,了解如何设置界限,如何灵活或严格地划定界限,了解人们到底是将界限作为挑战还是作为无法逾越的限制,人们是接受还是拒绝这些限制"。在最新的发展进程中,"科学技术催生了复杂性的提升。诸如生与死、肉体与精神这类基本的界限成为反思的对象。越来越多的技术被人所内

化。"技术进步对于教育而言,其意义举足轻重。前面介绍的行动关联
部分已经提及媒介在不断变化。数字化世界、社会型世界、物理世界和
生物世界越来越互相交织,使数字化空间成为组成主观性的重要的部
分。上述发展的结果是人类身份认同感不断变化,这是由于我们多年
来已经并在未来几年将越来越活跃于"互联网下复杂的交际世界和数
据世界"。对媒体的这种认知也适用于其他"新世界",如寻找参观考察
目的地或科学研究等。

(四)人生经历关联:"人是什么?"

前面介绍的知识关联、行为关联和边界关联维度提出了三个问题,
这三个问题最终都指向第四个问题:"人是什么?"这个问题涉及我们对
人的基本理解,对人的存在的根本认知。另外,这个问题的回答也基于
人生经历分析层面上每一个体的身份意识,该身份意识是对经历进行
梳理总结而形成的。人倾向于评价一切。从我们的生活环境来看,这
是很自然的事情。因此,每件事都不可避免地得到"意义的分级归因"。
每个人根据自己的经历决定对自己而言什么重要,什么不重要。由此
就创建了一个主观上的排名表,显示好恶信息,对个体起到导向的作
用。当前的好恶都会在人生的不同阶段被重新思考和评价,并视情况
做出调整。

这种主体分配和整理含义、赋予意义的行为可称为经历
化。只有当人们能够建立起联系,而且这些联系能将信息、时
间、经历在自身中排列归类,并在它们之间建立起关联、形成
整体的时候,才真正实现了经历化。

换言之,人类一直致力于将信息带入知识的关联中。为此,必须在"个体对自身和外界的特定态度和观点(自我和外界参照)"之间形成关联。接着,须对这些关联进行评价。这也意味着,要赋予关联以意义。由此产生的问题涉及主观相关性,它们可以成为以教育理论为导向的教育学经历研究的对象。

20世纪70年代,有关教育的专业内部讨论深受社会科学领域现代化辩论的影响。这场辩论的基本观点是,将人从传统和社会框架中"解放"出来后会提高反思性。

随着社会和个人的发展,熟悉的社会关系正逐步消失,这也导致反思的重要性日益凸显。所有的人生决定都与个人经历密切相关。重要的是,我们要认识到仅凭社会大环境无法完全解释所有的人生决定。

知识社会内部有三大基本特征:反思性、个人经历性和灵活性的提高。反思性和个人经历性的提高已在前面做了阐述。灵活性的提高指的是人不再桎梏于自我认知和世界观,其各种子身份意识能够不依赖彼此,单独作用。这是一个对外(全球化)和对内(多元文化主义)经常需要面对陌生文化的社会非常看重和欣赏的特征。例如,电影这类媒介能够对不同的经历化过程进行总结,从中得出结论。在这方面,我们关注的是如何利用影片来实现反思。

前文所介绍的知识关联、行为关联、边界关联和人生经历关联让学生能够针对不同媒介(影片、科学研究和参观考察等),分析它们的导向潜力。个体教育若要达到教育第一阶段和教育第二阶段的层面,个体就必须去研究"陌生世界"。"陌生世界"可在课堂中通过影片、参观考察和科学研究的形式提供给学生。在护理专业人员的职业培训中,影片、参观考察和科学研究有助于提出问题。对于护理职业培训而言,学习情境本身也是案例。

三、影片、参观考察和科学研究作为感知陌生世界的途径

职业培训的目的是发展职业行动能力。巴德对这一行动能力的定义如下:职业行动能力指的是人类在职业情境中,经过自身的深思熟虑后,带有社会责任意识地采取适当的和专业的行为。也就是说,以目标为导向,基于知识、经验和自身想法,独立解决所面对的问题,评价所找到的解决方案,并进一步发展自己的行为能力。职业行动能力包括专业能力、个人能力和社会能力。2011 年德国各州文教部长联席会议呼吁发展职业行动能力。护理职业的各个培训专业都将职业行动能力的培养作为根本的培养目标,这一点也体现在德国 2003 年修订的教育法律中:

> 教育培训……应按照一般认可的护理科学、医学和其他相
> 关科学的认识,教授专业、个人、社会和方法能力,让学生能够
> 参与疾病的治疗、诊断识别和预防工作。

经过考核的护理人员在培训结束后应能胜任护理工作,且行事自信。2010 年德国教育理事会就护理职业提出了明确的要求和未来的发展目标,强调实操培训在护理培训整个架构中的重要性。

> 护理机构内的实操培训在培养职业行动能力方面所具有
> 的潜力主要体现在与个体行为的高度相关性上,并且有助于
> 满足具体的职业要求。职业行动能力,在某种意义上指的是

成功的、专业的、具体的、符合情境及个体需求的问题解决能力。这种意义上的职业行动能力产生于职业实践之中。因此,学生在职业实践中的经历,以及他们如何解释和评价这些经历,从中得到哪些与未来行为相关的结论,这一点非常重要。

课堂教学和行为教育致力于培养学生的责任感和未来职业行动领域的独立性,继续在通识教育学校中就已经开始的人格发展。结构教育理论所定义的教育学概念为职业教育情境下教师的专业教育行为奠定了科学基础。依据结构教育理论,研究"陌生世界"对"教育第一阶段"和"教育第二阶段"层面上发展个人和世界关联有很大的促进作用。在这里,我们也可以将这些"陌生世界"整合放入职业培训。

在护理专业人才的职业培训中,除了要借助教育学的理念打下教育学基础之外,完整行动职业教育理念和案例导向护理教学理念(两种理念请参见本书中萨艾琪的相关章节)也须得到特别的关注。案例导向护理教学理念首先关注的是如何编写贴近现实的案例,即教学案例应符合护理专业人员的行为实际。此外,还应针对学习情境和课程单元,就案例进行教学法上的准备。根据教学计划框架和框架方针规定的学习领域生成学习情境,针对学习情境生成贴近现实(有时也可能是较为复杂)的案例。

构建学习情境所需的案例不一定来源于教师自身的职业实践。在德国,职业教师有些在其所在的专业领域从事相关职业培训,有些则并无相关领域的职业培训经历。职业教师在其自身的职业培训中无法获得所有的执业资质,因此从自身的职业经历或教学中也就无法找到相应的真实行为情境。在教师没有相关经历的情况下,另一种生成案例的方法便是借助影片、参观考察和科学研究。下面将举例说明如何借助影片、参观考察和科学研究为一个学习情境来生成教学案例。这些案例的编写和所开发的学习情境都依据《老年护理职业专科学校的框架准则——职业相关的学习领域》（萨克森 - 安哈特州教育部，2016年）。根据《护理职业改革法》，老年护理培训直至结束，均适用该框架准则。《护理职业改革法》2020年1月1日生效后，对于所述案例设计是否依旧适用于护理培训的问题，教育团队将根据学校课程大纲和教学年度计划，审核后决定。

四、借助影片设计教学案例

（一）影片带来的处事经验

乔里森和马洛茨基认为，就对自身和某个情境的反思而言，影片蕴藏着巨大的潜力。这是因为影片提供了多种可能。影片采用传记形式或与伦理相悖的主题等呈现他人的经历，通过呈现这些经历让人理解和反思。

本文借助以乔乔·莫伊斯小说为基础拍摄的影片《遇见你之前》来展现电影中所蕴含的塑造多样性。护理培训也能从这种塑造多样性中获益。为什么一部影片几乎能够涵盖整个教育过程？这里也会涉及弗朗兹斯卡·埃尔福特在其论文中研究的姑息护理的相关内容。

我们的目的是在一些文学作品的基础上构建学习情境，这些文学作品不仅讨论了不同的疾病病象，还探讨了生与死的系列主题。在选择影片的过程中，很重要的一点在于要选取对目标群体（护理专业的学生）而言既惊心动魄又蕴含丰富信息的影片。

学生应当能与所选文学作品中的人物产生共鸣，有身临其境之感。当主人公思考自己的未来，虽身患疾病却不失生活勇气的时候，学生应当能在主人公身上找到自己的影子。要让学生意识到，我们应关注和思考如何对待疾病和死亡。

学生通过对影片的分析，建立起与实践的重要关联。知识传授的处理形式因此变得简单。得益于实践的相关性，以这种方式传授的知识也更易于理解和应用。重要的是，这类案例能让学生认识到多种病象之间的相关性，并将这些相关性应用于对其他疾病的认识，从而开阔视野。在这方面，教师应做较多准备工作，甄选和分析影片，然后设计案例，并针对学习情境完成教学法上的准备工作。教师除了课程能力之外，还需要在教学上有敢于尝试的勇气：教师必须尝试新的课堂教学方法，在教学过程中观察学生，让学生借助电影熟悉和学习新的主题。埃尔福特(2017)研究了如何用一部小说来谈"姑息护理"这一主题。姑息护理是护理职业从业者必修的内容，因为他们在工作中经常会面对生老病死。为了能处理好这一主题的相关问题，学生自身须接受培训，并与护理对象及其家属共同接受培训。如何正确对待生存意志和安乐死，这也是学生须掌握的内容之一，从而培养能够处理伦理问题的能力。对于学生而言，他们必须花时间观看影片，并对影片情节做出有建设性的评述，深入研究相关的主题。

埃尔福特希望借助乔乔·莫伊斯的同名小说改编的影片《遇见你之前》来说明，即使是一部电影也能勾勒出老年护理职业所学的全部内容及规定的所有学习领域内容。但有几个学习领域是电影未覆盖到的，因为影片中的人物与这几个学习领域涉及的目标群体的年龄不一致。但通过案例迁移的方式,我们依然有可能建立起不同学习领域之间的关联。下面将介绍影片《遇见你之前》的具体内容,随后展示如何利用这部影片来构建学习情境。

(二)电影概述:《遇见你之前》

威尔·崔纳三十岁,英俊潇洒,是一名成功人士,生活十分安逸。然而,一场严重的交通事故导致威尔高位截瘫,日常生活只能依靠电动轮椅和全套支持系统,个人卫生和如厕也需他人的帮助。他的膀胱和肠道在事故中受损,任何移动对于威尔都是件难事,他只能动几根手指,独立控制自己的轮椅。这种情况下,威尔根本无法离开父母。事故后,他不得不搬回了父母家。威尔渐渐与世隔绝,陷入极端的抑郁之中,绝望的情绪也影响着他身边的人。

一位热情、善良、年轻的姑娘名叫露易莎·克拉克,很多人唤她露。在丢了咖啡馆的工作后,受不了劳动局敦促的露应聘去崔纳家工作,因为崔纳家正在招聘"一位负责陪护残疾男士的雇员",为期半年。面试中,露表示自己并没有陪护残疾人的经验,也无法证明自己有任何护理方面的知识。然而,她还是获得了威尔母亲的认可,得到了聘用。威尔和露的第一次接触并不顺利,他佯装犯了癫痫,吓唬露。受雇的第一天,护理员内森给了露整整一大本资料档案,里面装着威尔疾病和用药的信息。内森告诉露,她必须好好学习,以便在遇到紧急情况时能够应对。接着,露尝试着接触威尔,和他建立初步联系。露建议威尔做点什么,她一整天都在问威尔希望做什么,而威尔的回答是"我什么都不做,克拉克小姐。我就这样坐着,这样存在着。"之后的几天,威尔做了很多为难露的事情,可是露都咬牙忍了下来。尽管这位姑娘好几次动了辞职的念头,可因为经济窘迫,她不得不断了辞职的念头。

一段时间后，威尔和露之间爆发了激烈的冲突，露开始反抗威尔的不可理喻。但慢慢地，威尔一步步向露敞开了心扉。两个年轻人一起看电影，关系有所好转。在一次医院的例行检查中，露得知，常规的物理治疗并没有效果，威尔选择放弃治疗。露很震惊，她很难想象医学的进步竟无法帮助威尔。

几天后，威尔得了感冒，露独自一人陪着他。威尔的状态越来越糟，当内森赶到时，威尔已经发起了高烧。看到这一幕，内森非常气愤，因为他发觉露根本没有读过那些资料。威尔生病时无法像健康人那样排汗，轻微感冒就会让他发烧。

在照顾威尔时，露发现威尔手腕上清晰的伤疤，那明显是割腕自杀的痕迹。第二天，露无意中听到了威尔父母之间的谈话。当时崔纳太太手里拿着一封贴着瑞士邮票的信。她情绪崩溃地冲着丈夫大喊，她已无法阻止儿子终结自己的生命。崔纳先生主张至少应该陪伴威尔走完最后一程，让威尔自己做出决定。崔纳太太说，威尔答应她考虑六个月。两人离开了房间，而将那封信留在了橱柜上。信上写着"DIGNITAS"（一家瑞士的安乐死组织）。露明白了，威尔希望通过安乐死来结束自己的生命，这也是她的雇佣期限是半年的原因。露必须保证威尔在这段时间里不会再有任何的自杀行为。她希望能让威尔打消自杀的念头，也想尽办法找到各种威尔即便残疾也能做的事情。不出所料，威尔推三阻四，不太愿意尝试。第一次外出看赛马，也以小小的灾难事件收尾。

几周后，威尔带露参加了自己最好朋友的婚礼，这位朋友与威尔的前女友喜结良缘。露和威尔度过了一个美好的夜晚。就在他们享受美好时光的同时，威尔染上了肺炎，因为露没有替威尔更换软管，这已经是两年内的第四次肺炎了。出院后,内森和露谈及了安乐死的问题。他明确告诉露,安乐死是威尔的决定,露必须接受这个事实。为了让威尔放弃去瑞士接受安乐死,露带着威尔一同踏上了沙滩度假的旅程。他们度过了一段特别美好的时光,逐渐对彼此倾心。露央求威尔继续活下去,向他描述活下去可能的美好生活。威尔却告诉她,继续活下去并不在他的选择之列,他希望能过回车祸前的幸福生活,然而,这一切再无可能。因此,他下定决心,准备按照原先的计划接受安乐死。旅行结束后,露辞掉了工作。内心受伤的她无法理解,为什么在与自己经历了种种之后,威尔依旧不想再活下去。

露的父母和她一样震惊。她的母亲劝她别再卷入这一切。但露还是克服了内心的挣扎,飞去了瑞士。威尔和崔纳夫妇已经抵达了那里。崔纳夫妇看到露来了,松了一口气。露能够和威尔做最后的告别了。

在影片的最后一帧里,观众看到露坐在巴黎的一家咖啡店里,树上的最后一片叶子掉落下来,或许这寓意着威尔的死。露一边喝着咖啡,一边读着威尔的信。威尔在信中告诉露,她不用再为钱发愁了,威尔在遗嘱中留了一笔钱给她。除此之外,威尔给了露一项任务,那就是好好活着,过自己的生活。

（三）从一部影片出发,为一个学习情境开发教学案例

本学习情境基于《老年护理职业专科学校的框架准则——职业相关的学习领域》,即老年护理培训。行动领域1"老年护理的任务和方案"与学习情境1.3"指导、建议和谈话"阐述了样本学习情境。学生通过80学时的学习了解不同的沟通基础,这80学时分开安排在整个培训期限内。本学习情境针对培训第一学年,学习领域1.3安排了40学时。老年护理的框架准则明确规定了教学目的和学习领域的培训内

容,下面将做具体介绍。

学习领域1.3"指导、建议和谈话"旨在让学生进一步发展自身的交际沟通能力。学生应当学会引导谈话和沟通的技能,将这些技能作为专业护理的辅助手段和重要元素。另外,学生还需学会应用不同的沟通模式和谈话形式,掌握如何在职业相关的情境中引导谈话。学生应尊重参与护理过程的所有人员,包括医生、治疗师、家属等,并认可和尊重他们为患者所做的工作。学生还需加强个人能力,根据情境,与患者和(或)老年人以及所有护理参与人员建立关系,并遵守远近距离的原则。学生还应在沟通中表现出勇于承担责任的勇气,具有创造力和批判能力,这对学生个人和职业的进一步发展至关重要。

学习领域1.3所描述的内容基于该学习领域描述的目标,在此介绍的内容较为简明扼要。单项内容的设计则留给教师完成。学习领域内的教学旨在介绍交际模型和形式,传授谈话技巧,例如卡尔·罗杰斯的"以当事人为中心的谈话"理论。另外,学生还应学会如何以当事人为中心,为护理人员和他们的家属提供指导和意见,其中包括不具备护理专业技能的护理人员。

以案例呈现的学习情境应成为交际模型和谈话技巧教学的基础。学生在分析学习情境时,应将其作为"完整行动"进行全面的学习。

该学习情境涉及以下能力。

○专业能力:

·学生获得有关罗杰斯"以当事人为中心的谈话"方面的专业知识。

○方法能力:

·学生通过角色扮演,运用罗杰斯"以当事人为中心的谈话"技巧;

· 学生能够应用"主动倾听"的策略。

○ 社会能力：

· 学生发展了移情性理解能力；

· 学生会表达建设性的批评意见。

培训第一学年的学生应当设身处地地理解威尔和露所处的情境。因为事故，威尔的日常生活行为严重受限，需要持续的照顾和支持。命运让他变得脾气暴躁。他让身边的人明显感受到他的不幸及对境遇的不满，他不想再继续活下去。露走进了威尔的生活，起初在他的面前手足无措、心烦意乱。一天，两人的紧张关系激化，露开始反抗。但渐渐地，两人间的沟通随着时间的推移逐渐顺畅起来。这样的情况可能曾在学生的个人生活中出现过。在护理日常中，这种情况也可能出现。他们必须面对一些难以应付的患者和（或）他们的家属，不得不面对他们的坏脾气。上述情境清楚地表明，主动倾听、掌握谈话技巧和进行良好的沟通对有尊严且成功的合作有多么重要。

■ **教学案例 1**

学习领域 1.3	指导、建议和谈话	时间基准： 40 学时（第一学年）
学习情境	与护理对象谈话，并解决冲突	每学时 45 分钟

依据《老年护理职业专科学校的框架准则——职业相关的学习领域》所规定的能力（针对整个学习领域；加粗部分针对学习情境）

学生

—会运用引导谈话和沟通技巧,将其作为专业护理的辅助手段和重要元素;

—会应用各种不同的沟通模式和谈话形式;

—依据职业背景展开谈话;

—尊重护理过程中的所有参与方;

—与患者/老年人和其他护理参与方建立关系,所建立的关系适合情境需要,并遵循了远近距离的原则;

—表现出勇于承担责任的勇气,具有创造力和批判能力

学习情境所涉及的能力:

○ 专业能力:

· 学生获得有关罗杰斯"以当事人为中心的谈话"方面的专业知识。

○ 方法能力:

· 学生通过角色扮演,运用罗杰斯"以当事人为中心的谈话"技巧;

· 学生能够应用"主动倾听"的策略。

○ 社会能力:

· 学生发展了移情性理解能力;

· 学生会表达建设性的批评意见。

学习情境的学习内容:

—沟通模式;

—谈话形式;

—谈话技巧

职业行为情境(案例):

威尔·崔纳三十岁,两年前因一场交通事故导致高位截瘫。他困于轮椅之上,日常生活完全依靠他人的照顾。发生事故前,他是一位成功的企业家,与一名美女订了婚。遭受命运打击后,恋人也因此分道扬镳。一天,威尔的前女友和威尔最好的朋友一同前来探望他,告诉威尔两人即将完婚。威尔此后完全失去了理智,他用轮椅撞击木柜,而柜子上摆放的装满过往幸福回忆照片的相框跌碎了。露心有不忍,她没有问威尔的意见就开始修补相框,这让威尔再次勃然大怒。威尔将怒火发在露的身上,他告诉露自己压根不想看到她。露也非常生气,她指责威尔总是那么盛气凌人。她告诉威尔不要毁掉自己的生活,就像他对其他人做的那样。

完整行动的步骤	学 生 任 务
获取信息	三人一组,了解罗杰斯"以当事人为中心的谈话"理论。在这个过程中将关注点放在主动倾听上。 时间安排:90分钟
决策	按照罗杰斯的理论来构建一场谈话。指明谈话中的注意事项,决定行动步骤。 时间安排:45分钟
规划	规划一场与威尔有着相似境遇患者的谈话。不要忘记依据罗杰斯"以当事人为中心的谈话"理论分析过的谈话技巧。 时间安排:45分钟

实施/汇报	根据准备好的谈话提纲完成角色扮演。两人一组,完成一场与威尔和露相同情况的谈话。第三个人作为观察员负责记录。在练习中使用主动倾听的技巧。完成三轮角色扮演,每一轮时长大约 15 分钟。组员轮换,小组里的每位成员要扮演一次不同的角色。 请对谈话录音。 时间安排:45 分钟
检查	小组成员一同回放录音,检查是否具备"以当事人为中心的谈话"所要求的特征。若需要,请修改谈话提纲。 时间安排:45 分钟
评估/反思	一同评估谈话录音,是否满足"以当事人为中心的谈话"的标准。 书面记录问题和小组组员提出的改进意见。 时间安排:90 分钟

五、借助参观考察设计教学案例

(一) 参观考察带来的处事经验

参观考察作为教学法辅助手段首先有助于质疑传统的思考方式,认识到世界和现实的多面性,并对此宽容以待。因此,参观考察对于校内和校外教育是不可或缺的。护理专业人员培训期间,参观考察有助于实现多重教学目标。亚里士多德、夸美纽斯、亚历山大·冯·洪堡、歌德和洛克都是参观考察教学法的支持者,也曾有相关的论述。不少教育家也一直在钻研参观考察教学法,如奥古斯特·赫尔曼·弗兰克、让·雅克·卢梭和约翰·海因里希·佩斯塔罗齐。建构主义教学方案强调思维方式的转换、讨论文化、追根溯源、游戏、布局、多重感官和项目导向,这些特质都可通过参观考察得到培养。例如,利用生物塑化技术所做的展示适用于针对老年人的护理人员的培训,有助于学习领域1.5"以患者个体情况及不同情境开展老年护理"解剖学基础知识的传授。根据结构教育理论,包含博物馆参观在内的外出考察有助于学生了解世界,进一步建立和发展自身与世界的关系,从而达到教育第一阶段和教育第二阶段。

(二)博物馆概述:柏林夏里特医学史博物馆

柏林夏里特医学史博物馆的常设展览展示了十八世纪以来西方医学的发展史。博物馆的奠基人鲁道夫·菲尔绍安排专业人员制作病理学标本,展现疾病的病程发展,并将这些标本收藏后向公众展示。多达40件单体标本尽可能还原了从起病到疾病后期的整个发展过程。一方面,菲尔绍希望通过展览让观众获得更多有关疾病的信息;另一方面,展览旨在劝诫人们改变习惯,过上健康的生活。博物馆医学展览一直以来不仅有教学用途,也让感兴趣的观众加深对人体的了解。

展现柏林医学发展史、夏里特总体历史和夏里特医院病理学发展历程的展品和展品组是柏林夏里特医学史博物馆内收藏的核心部分。博物馆有800平方米的展览面积,陈列了三个世纪的1400件展品。依照菲尔绍的展览定位,最初的一批展览标本包括各种不同的人体健康组织和因疾病受累、尚未医治的组织,展览还展现了医学的当前发展状态。博物馆内有众多医学史上具有重要意义的特殊藏品，其中包括蜡质眼球印模、义齿、头骨、眼撑、膀胱镜和产钳等。浏览路线从解剖学剧院出发，经过病理学家的解剖室一直到鲁道夫·菲尔绍的标本收藏和医学研究实验室，最后来到一位患者的病床前。这里展示了医学相关的人体照片和模型，在玻璃陈列柜中可以看到各种疾病病象的图片，系统、直观地展示了多种疾病的症状特征。通过展览，人们能够清晰地了解不同器官疾病发展的过程。展览主题还包括古希腊古罗马晚期的奇迹治愈故事，以及法医如何调查非自然死亡案件。柏林夏里特医学史博物馆除了常设展览之外，还举办特展、巡回讲座、讨论会和工作坊活动，涵盖各类医学主题。

（三）从一家博物馆出发，为一个学习情境开发教学案例

参观考察所选择的学习环境应有助于提高学生的内在学习动力，同时符合认知和建构主义的要求。博物馆蕴藏着各种各样的教学法设计思路。针对护理职业专科学校的学生，学习领域1.5"以患者个体情况及不同情境开展老年护理"的学习情境可设计为一次前往柏林夏里特医学史博物馆的参观活动。《老年护理职业专科学校的框架准则——职业相关的学习领域》规定，学生应了解男女疾病症状之间的显著差异，可辨识各种表现形式的疾病病象，并在培训过程中决定采取哪些必要的护理措施。依据完整行为的定义，完整行为按一定的顺序排列。在完整行为的框架下，学生应对专业行为进行规划。

下面所设计的是一个职业行动情境的案例。

保罗·布拉修斯已经79岁了，他白天在护理院时主诉从早上开始排尿时有灼热感并感到下腹疼痛。早餐桌旁，他和

护理院的病友聊天。这群老年人一致认为男人尿路感染的
情况很少见，而几乎每个女人一生中都经常会遭受尿路感染
的困扰。护理院的老年人开始讨论不同性别之间存在这样的
差异的原因。学生皮雅听到了他们的谈话，想向护理院的老
年人们解释存在差异的原因，但却不敢在一群人的面前讲话。
皮雅思量着是否该安排一次博物馆的参观活动，在博物馆的
浏览过程中解释男性和女性尿路系统的差别。

这种情况下，学生首先获得一项任务，即了解夏里特医学史博物馆
的情况。他们可以利用互联网或博物馆的宣传资料来获得相关信息。
接着，针对某一男性或女性专有疾病，学生须规划一次博物馆的考察活
动，并创建相应的文档资料。他们须自行判断和决定在安排护理老年
人参观博物馆时有哪些注意要点。学生独自前往博物馆参观，并在实
地考察过程中关注另外一些需要注意的方面（如无障碍设施情况，展览
空间是否适合这些老年人通行和停留等）。实地考察后，学生检查自己
的规划是否合适，如有需要，应修改和调整方案，完成后向大家介绍自
己的计划和调整内容。

该学习情境涉及以下能力：

○ 专业能力：

· 学生能说清楚男性和女性生殖泌尿系统的结构；

· 学生能说清楚男性和女性尿路感染的不同症状。

○ 社会能力：

· 学生开展团队合作。

○ 方法能力：

· 学生为有护理需求的人员组织一次外出参观活动。

■教学案例 2

学习领域1.5	以患者个体情况及不同情境 开展老年护理	时间基准:240学时 (第一学年)
学习情境	为老年人规划一次 博物馆参观活动	13.5学时 (9×90分钟)

依据《老年护理职业专科学校的框架准则——职业相关的学习领域》所规定的能力(针对整个学习领域;加粗部分针对学习情境)

学生

—能够体会和了解不同情境下老年人的行为和个人需求;

—理解女性和男性在疾病症状上的显著差异;

—根据情况规划步骤,并在这个过程中结合理论知识;

—与老年人互动部分的设计应以尊重为前提;

—帮助并促进老年人发展日常生活自理能力;

—针对老年人因疾病造成的身体受限,采取医学预防措施;

—采取针对因疾病导致身体受限的补偿措施,配合复健工作;

—根据辅助用具的采购情况,为老年人提供建议和支持,并指导老年人如何独立操作和使用这些辅助用具;

—能够识别病象的不同表现形式,在做护理计划时决定必要的护理措施;

—根据具体情境执行所计划的护理措施,并反思自身的行动;

—照顾和陪护老年精神病患者,采用特殊的护理方案;

—越来越多地自行主导护理流程;

—发生紧急情况时能够小心谨慎地处理,采取初步的抢救措施;

—老年人生命垂危时,能够提供陪护和支持;

—经过伦理上的反思,形成一种基本态度,并以此态度陪护临终者,从临终者宗教和文化的需求出发,安排和设计患者的周边环境。

学习情境所涉及的能力：

○专业能力：

·学生能说清楚男性和女性生殖泌尿系统的结构；

·学生能说清楚男性和女性尿路感染的不同症状。

○社会能力：

·学生开展团队合作。

○方法能力：

·学生为有护理需求的人员安排一次外出参观活动。

学习情境的学习内容：

—男性和女性生殖泌尿系统的结构；

—男性和女性尿路感染的不同症状；

—规划一次外出参观活动

职业行为情境（案例）：

保罗·布拉修斯已经79岁了，他白天在护理院时主诉从早上开始排尿时有灼热感并感到下腹疼痛。早餐桌旁，他和护理院的病友聊天。这群老年人一致认为：男人尿路感染的情况很少见，而几乎每个女人一生中都经常要遭受尿路感染的困扰。护理院的老年人开始讨论不同性别之间存在这样的差异的原因。学生皮雅听到了他们的谈话，想向护理院的老年人们解释存在差异的原因，但却不敢在一群人的面前讲话。皮雅思量着是否该安排一次博物馆的参观活动，在博物馆的浏览过程中解释男性和女性尿路感染的差别。

完整行动的步骤		学生任务
规划（将完整行动的一部分分解）	获取信息	获取柏林夏里特医学史博物馆的信息。了解男性和女性生殖泌尿系统的结构。了解男性和女性尿路感染的不同症状。时间安排：1×90分钟

规划（将完整行动的一部分分解）	决策	决定一天的总体安排和流程。 如何安排出行？ 什么时候在哪里用餐？ 时间安排：1×90 分钟
	规划	完成参观柏林夏里特医学史博物馆的计划。注意参观泌尿生殖系统方面的相关展览是重点。 时间安排：1×90 分钟
	实施/汇报	和同学一同参观博物馆（角色扮演）。注意博物馆内无障碍设施和公共短途客运交通的情况。注意有哪些展览场所和空间适合护理院的老年人群体驻留。 时间安排：3×90 分钟
	检查	根据实地考察的结果，检查所做规划的适用性。 时间安排：1×90 分钟
	评估/反思	反思自己制订的规划和实地考察的结果。向全体人员报告结果。 时间安排：2×90 分钟

六、借助科学研究设计教学案例

（一）科学研究带来的处事经验

科学研究在很大程度上有助于学生了解世界，积累经验。开展科学研究时可采访和观察现实情况中的人。另外还有一种方案对职业教育很有意义，本书到目前为止没有谈及，但它在利用科学研究做学习情境的案例设计时非常关键。这便是科学导向的理念。在双元制或全日制的教学中科学导向必不可少。在实施以科学为导向的教学时，护理培训应尤其注重循证护理（EBN）。循证护理旨在在日常护理过程中运用科学认识。护理行为决策过程中的循证在实践中以内部循证的形式出现。内部循证的特征首先是护理人员的个人内心假设。这种内心假设直接影响护理人员与护理对象之间的沟通和护理谈判过程，它是护理措施决策至关重要的一个方面。外部循证并不取决于护理行为人，因此存在于护理情境之外，无须遵循护理对象和护理人员所协商的、针对个人的护理措施。

循证护理的目标是协调护理人员的内部和外部循证本身。在不考虑质量标准的前提下，护理人员有机会将抽象的科学认识（外部循证）自行转化为护理实践和经验（内部循证），并将这些循证与自身的专业护理行为结合起来。因此，循证护理是对护理行为的一种态度。

德国循证护理中心可提供有关循证护理方面的支持和帮助。该机构为护理人员提供各类研究（外部循证）信息和相关的评估标准，护理人员可将其作为自身护理行为的准绳。其目标在于"促进所有机构建立起循证医学实践的专业环境"。

（二）研究项目概述："危及生命的疾病背景下的终身学习"

人类一直处于不断的学习过程中。而脱离教育机构教育和学历教育的涵盖人一生的学习成了一个研究项目的研究对象。该项目对危及生命的疾病背景下的终身学习过程做了研究调查，旨在对随机的生活经历做学习过程相关的分析。通过对研究对象的事件和经历进行分层，将观察学习、个人经历和疾病这些因素及其相互关系进行综合。项目的研究方法基于个人经历研究。罹患危及生命的严重疾病等人生重要转折事件一旦发生后，人们往往会反思自己的人生经历。这类事件让当事人建立起与外界和自身不同的关系。

德国科学基金会（DFG）资助的这项研究"危及生命的疾病背景下的终身学习——从个人经历分析角度来看乳腺癌和心肌梗死"的结果可用于开发老年护理职业专科学校的学习情境。材料重建了真实的个人经历，复原了真实的实践场景。

（三）从科学研究出发，为一个学习情境开发教学案例

学习情境的形式依照《老年护理职业专科学校的框架准则——职业相关的学习领域》的规定。该框架准则提出了老年人护理职业培训综合技能的结构要求。

学习情境"分析护理院入住患者的人生经历，以建立结构化的信息库和制订护理计划"归属于行动领域1"老年护理的任务和方案"下的学习领域1.1"在老年护理行为中运用理论基础知识"。这一学习领域包含了总共80学时的学习时间。第一学年需完成40学时，剩余时间平均分摊至之后的两个培训学年（第二培训学年和第三培训学年）。框架准则描述了学习领域1.1"在老年护理行为中运用理论基础知识"的目标和各组成部分的内容。

学习领域的目标包含了学生需要习得的能力，这些能力包括学生的操作技能及准备能力。学生应有能力在专业行为中根据实际情况将社会科学及老年病学的知识与护理对象的个人生活境遇和生活环境结合起来。学生应就健康、疾病、残疾、老龄和护理需求等方面形成自己的观点。另外，学生应逐步了解不同的科学门类以及这些科学领域与护理行为相关的研究成果，并能认识到这些研究成果对实施自身护理

行为的意义。学生应学会在护理行为中考虑护理对象的个性和个人经历,确保自己在护理过程中能尊重护理对象。通过护理行为相关的理论学习,学生也应能识别和采取合适的、符合护理需求的预防和保健措施,并在护理过程中能考虑到宗教信仰、哲学观念和人智学等方面的问题。

学习领域的内容遵循学习领域制定的目标。学习领域的内容涉及护理科学的概念、研究对象和关联、护理理论和模型、护理研究及其研究成果在护理行为中的应用,以及康复、预防和促进健康的措施及其实施。另外还包括老年护理领域中针对个人经历的工作,以及护理伦理方面的内容。学习情境的目标设定和内容设计可总结为以下三点:与(护理)科学专业和护理理论之间的关联;与护理实践的关联;与护理行为相关的个人经历方面的关联。

下文中的学习情境适用第一学年的教学。因为第一学年的学生已在职业专科学校学习了如何制订护理计划,并在实践中加以运用。该学习情境是对第一学年学习的巩固和进一步发展。它突出强调了学习领域所要求培养的能力。

该学习情境涉及以下能力:

○ 专业能力:

· 学生能说明结构化信息收集的工作方式;

· 学生能规划结构化信息收集的步骤;

· 学生能确定护理相关的问题和资源;

· 学生能够描述护理目标;

· 学生能够自行决定护理措施;

· 学生能清楚说明循证护理的六大步骤;

· 学生能借助循证护理要求,控制护理措施的质量。

○ 方法能力：

·学生学会使用德国循证护理中心所提供的网上服务；

·学生能够修改自身的护理措施（内部循证），将其变为包含外部循证的护理措施。

通过案例情境，参与老年护理专业人员培训的学生能在第一学年研究具体的职业行为情境，在此过程中获得行动能力。为了使行动情境具体化，案例中描述了如何为一名新入院接受护理的患者比娅·拜尔进行结构化的信息收集。这种情况并不会每天出现，但却属于经常性事务。该情境案例可表明，结构化信息收集和循证护理的运用在职业行为的开始阶段对学生而言是不小的挑战。依据"完整行动"理念和循证护理的要求，学生应学会如何应对这一职业挑战。

■ 教学案例3

学习领域1.1	在老年护理行为中运用理论基础知识	时间基准： 40学时（第一学年）
学习情境	分析当事人的个人经历，完成结构化的信息收集工作，并制订护理规划	15学时（10×90分钟）

依据课程大纲规定的能力/老年护理职业的培训和考试条例（针对整个学习领域；加粗部分针对学习情境）

学生

——将老年病学和社会科学的知识与老年人的个人生活境遇和生活环境结合起来，并在专业行为中考虑到上述问题；

——就健康、疾病、残疾、老龄和护理需求形成自己的观点；

一了解护理科学作为专业科学的意义，以及这门科学与其他学科的关联；

一认识到护理研究是护理科学的重要组成部分；

一反思在老年护理行动领域中落实研究成果所需的条件和可能的后果；

一将人生经历和老年人人生故事中所获得的认识运用到护理过程中，形成个人经历方面的相关态度；

一判断预防措施是否合适，能够根据需要提供有助于促进健康的服务；

一意识到哲学、宗教和人智学之间关联，并能在专业行为中考虑上述问题

学习情境所涉及的能力：

学生

○专业能力：

·说明结构化信息收集的工作方式；

·规划结构化信息收集的步骤；

·通过一段个人经历的叙述，确定护理相关的问题和资源；

·描述护理目标；

·自行决定护理措施（内部循证）；

·说明循证护理的六大步骤；

·借助循证护理要求，控制护理措施的质量。

○方法能力：

·会使用德国循证护理中心所提供的网上服务；

·能够修改自身的护理措施（内部循证），将其变为包含外部循证的护理措施。

学习情境的学习内容：

一人生经历的分析工作；

一结构化信息收集；

一循证护理

职业行为情境（案例）：

比娅·拜尔刚入住老年人护理院的一个病区。一位护理人员向她保证，一会儿会来个学生与她聊一聊。拜尔太太听了很高兴，她一肚子的话正愁没人说。劳拉就是那位想与拜尔太太交流的学生。她被指派到负责拜尔太太所在病区的团队工作。指导老师交给劳拉一项任务，让她独立开展结构化的信息收集工作，并为拜尔太太制订护理措施。指导老师提示劳拉应使用循证护理，但劳拉不是很理解这一提示的含义。为了完成任务，劳拉思考下一步的最佳行动方案是什么。

完整行动的步骤	学 生 任 务
获取信息	了解结构化信息收集（SIS）的模型和循证护理（EBN）
决策	决定与拜尔太太的谈话中必须涉及的内容，以获得护理流程相关的信息
规划	做好实施结构化信息收集工作的规划，信息收集须服务于护理流程计划的制订。 时间安排：3×90 分钟
实施/汇报	对从拜尔太太处收集的信息进行分拣，并输入 SIS 系统。 从结构化信息中找到针对拜尔太太的具体问题。 根据问题描述针对拜尔太太的具体护理目标。 从护理目标中得出针对拜尔太太的护理措施。 时间安排：3×90 分钟
检查	借助循证护理，审核为拜尔太太所制订的护理措施（参见德国循证护理中心所提供的服务）。 说出检验一项护理措施是否成功的参数。 时间安排：3×90 分钟

评估/反思	向全体人员介绍自己的结构化信息收集情况。根据循证护理要求,反思成果,并说明修改拜尔太太护理措施的理由。 时间安排:1×90 分钟

七、总结

本章就学习情境列举案例说明,我们可以将影片、参观考察和科学研究融入护理专业人员的职业教育中。上述三种学习情境的构建过程都清楚地表明,我们可以运用一系列的理论基础来进一步深入分析这些学习材料。

本书中所描述的学习情境以德国 2003 年版的《老年护理法》为基础。德国《护理职业改革法》于 2020 年生效。根据新法,影片、参观考察和科学研究一样有助于以案例为导向的学习情境设计。

(朱塞佩　伊尔曼　加格尔曼)

第四章

盘锦职业技术学院针对学习情境的开发与应用

一、导论

本章由盘锦职业技术学院医疗护理分院项目组教师撰写,旨在介绍盘锦职业技术学院为期三年的护理专业(老年方向)双元培育改革成果,以供其他职业院校参考借鉴。盘锦职业技术学院以新的职业教育理念,建设高质量的护理职业教育。

盘锦职业技术学院的教师自主开发了护理专业(老年方向)人才培养方案,并应用于教学实践中。本章将详细介绍老年护理学习情境设计与应用,供护理职业教育专业人士参考学习。

随着社会及科学的发展,医疗技术水平不断提高,人类的平均寿命也不断延长,人口老龄化问题已经成为当今社会的热点问题。习近平总书记在党的十九大报告中提出"积极应对人口老龄化,构建养老、孝老、敬老政策体系和社会环境,推进医养结合,加快老龄事业和产业发展",这为新时代中国特色养老事业指明了方向。因此,"医养结合"成为养老事业的重要手段之一。

"医养结合"就是医疗卫生资源与养老资源相结合,使社会资源整合利用最大化,其中"医"包括医疗相关检查、诊治、慢性病的康复、健康咨询等服务。"养"包括生理需要的护理、心理护理、日常生活照护、指导活动等护理措施。以将医院各功能与养老院的护理相结合,医疗康复与生活照料相结合的新型护理模式来实现"应对中国老龄化"的目标。

不仅是护理实践要应对老龄化,现代职业教育也要从老龄化社会人才需求出发,重新审视职业教育人才培养规划。

在《国务院关于加快发展现代职业教育的决定》《老工业基地产业转型技术技能人才双元培育改革试点方案》等政策的引领下,职业教育通过对外开放办学,提高办学质量水平,推进供给侧结构性改革,服务区域经济发展,形成了新时期的重要发展趋向与发展任务。

在此背景下,2015年盘锦市获批成为老工业基地产业转型技术技能双元培育试点城市,拉开了盘锦职业教育学习德国双元制办学模式本土化改革的序幕。盘锦职业技术学院作为盘锦市内唯一的高职院校,在市委市政府的关怀与大力支持下,积极探索对外开放办学之路,积极开展德国双元制本土化改革,致力于通过理念上的创新、模式上的引进、标准上的借鉴、机制上的复制,吸纳德国职业教育先进的办学元素,经过本土的内化与改革,形成自身的办学标准与模式,提高人才培养质量,推动盘锦经济发展。

二、我国护理领域的发展

(一)发展历史

我国是历史文明古国,有几千年的发展历史。原始社会人们为了生存的需要,在火的应用中,逐步认识到烧熟的石块、沙土不仅能用来进行局部供热还能消除疼痛。到了氏族时代,采集野生植物、护老爱幼、照顾病残者等简单的护理活动推动着人类社会的发展。

中医药学是中国医学宝贵文化的传承。"三分治,七分养",其中的七分"养"就是护理。医学与护理学是密不可分的。早在春秋战国时期,名医扁鹊总结出望、闻、问、切的诊疗法,中医还采用汤药、针灸、拔罐、热敷等方法治疗疾病。《黄帝内经》记载"怒伤肝、喜伤心、忧伤肺、思伤脾、恐伤肾""圣人不治已病治未病",所以应加强自身的保健和防护。唐代杰出的医学家孙思邈创造了葱叶去尖插入尿道,引出尿液的导尿术,至今仍不失其科学护理之意义。

中国西医护理受西方医学的影响可追溯到 19 世纪 80 年代,至今已有一百多年的历史,经历了最初萌芽时期、发展时期、调整时期和繁荣振兴时期。

鸦片战争以后,中国沦为半殖民地半封建社会,1835 年美国传教士在中国广州创办了最早的西方教会医院。1887 年美国护士兼传教士麦克奇尼在上海妇孺医院倡导用南丁格尔方法开展护理工作,并培训中国护士。1888 年美国护士约翰逊在福建创立了基督教协和医院护士学校,福建、上海成为中国护士的发源地。1909 年"中国看护组织联合会"在江西牯岭正式成立,它的诞生标志着中国护理事业从此走上了有组织的发展道路。

1921—1928 年中国护士伍哲英担任中华护士会会长,从此改变了中国护理界领导权长期被外国护士占据的局面。众多传教士在中国沿海和内地陆续开办教会医院和学校,在他们治病救人和传播宗教思想的同时,也把现代医学和护理思想带入了中国,推动了中国近代护理事业的发展。但当时的护士工作仅仅是辅助医生,成为看护,工作的性质相当于卫生员,护士服装、护理操作规范等都带有明显的西方特色。

20 世纪初,辛亥革命推翻了两千年的封建帝制,中国进入了军阀混战和革命战争时期。这个时期是西方教会医院和学校在中国迅速发展时期,西医护理在中国土地上落地生根。

1917 年美国洛克菲勒基金会以培养一流的临床学家、教育专家、科学家和卫生行政专家为目的投资建立了著名的北京协和医学院。在这个时期中华护理界涌现出了一大批护理精英,如中国第一位南丁格尔奖章获得者王琇瑛等。中华护士会制定了护校注册制度,成立了教育委员会统管护士统一考试,加入了国际护士会,组建全国各地护士会,出版了护士专业期刊和书籍,为中国的护理事业做出了巨大贡献。

护士的地位在社会上有了一定的提高。

1927年在中国共产党的领导下,革命根据地的护理工作经历了从无到有、从小到大、由不正规走上了正规的过程,1928年在井冈山地区创建了具有历史意义的红军医院。1932年开办看护学校,是中国革命护理队伍的开端。

1949年中华人民共和国成立,揭开了中国历史发展的新纪元,中国的护理事业开始壮大并走向繁荣。

改革开放以后,我国的护理事业得到了突飞猛进的发展。不论是在面对特大洪水、汶川地震等自然灾害,还是在抗击非典中,护理人员随时等待召唤,发挥着巨大的作用。在纪念抗战胜利70周年的阅兵式中,解放军301医院的老年护理医护人员,协助百名90~100岁体弱多病的老红军战士参加阅兵,无一掉队,实现红军老战士的夙愿。护理人员的护理技术得到广泛赞誉。

1979年卫生部颁发《卫生技术人员职称和晋升条例(试行)》。1985年卫生部护理中心成立。1992年中华护理学会发布了科技进步奖的评选办法。促进了我国护理科研事业的发展和临床护理技术科研的广泛开展,使人们认识到了护理科学理论和实践的重要性。

1995年前后,通过与世界卫生组织和民间团体的合作、交流,各级各类培训项目取得了重要成果,迎来了中国护理事业对外发展的新纪元。

现代护理模式经历了三个阶段:①以疾病为中心的阶段;②以患者为中心的阶段;③以人的健康为中心的阶段。护理程序、护理诊断、护理问题等现代化的护理理论的引入,打开了中国护理与世界接轨的大门。

建立健全护理指挥系统。1993年,卫生部颁布《中华人民共和国护士管理办法》为护理管理制定了标准。2008 年《中华人民共和国护士条例》颁布,维护了护士的合法权益,规范了护理行为,保障了医疗安全和人体健康。

截至 2017 年底,我国注册护士总数超过 380 万人,每千人口护士数达到 2.74,医护比提高到 1:1.1,扭转了医护比例倒置的局面。中国护理事业发展取得了显著的成效。1979 年至今是中国护理事业繁荣振兴时期。

回顾我国护理领域的发展史,从萌芽到繁荣振兴,经历一次又一次的模式创新与技术突破。护理事业的发展离不开护理职业教育的人才培养。

(二)我国护理职业教育

1950 年全国第一届卫生工作会议确定医学教育实行高、中、初三级制,护理列为中级专业教育,规定了护理专业的招生条件,成立了规范的护理专业教材编写委员会,统一编写教材。1979 年后全国各地逐渐有了护理专科、护理本科、护理研究生,护理学士、硕士、博士学位,逐渐建立了岗位教育和继续教育,函大、夜大、电大、自学考试等形式的多层次、多渠道的护理教育体制。

1979 年国务院批准卫生部颁发《卫生技术人员职称及晋升条例(试行)》。1995 年 6 月首次举行全国护士执业资格考试,考试合格经申请方可注册。

(三)老年护理职业的新挑战

孝老爱亲、尊老爱幼是中华民族的传统美德,人类平均寿命的不断延长是社会、科学、经济不断进步的标志。医疗技术与护理的发展及老年护理的应用对人类平均寿命的延长发挥着重要作用。

中国人口老龄化现状：老年人口数量庞大、老龄化速度过快、老龄化地区发展不均衡、老年女性人口数量多于男性、老龄化城乡人口倒置显著、人口老龄化超前现代化。

（1）独居老年人口增长速度加快，由于中国的计划生育政策，独生子女偏多，随着人口高龄化、少子化，独居老年人也会增多。

（2）空巢老年人迅猛增加。城镇打工和农村养老的"异地养老"现象成为中国城镇化进程中特有的老龄化特征。

（3）社会负担加重，老年人的需求观念发生了转变，过去安身立命的养老理念发生了改变，由物资需要转变为精神生活需要。

（4）保健、康复、生活照料的需求增加。

（5）家庭小型化，传统的家庭养老功能日趋削弱。

以医养结合为指导思想，取长补短，将医疗资源与个人、家庭成员和社会政府养老资源整合，把家庭养老、自我养老、居家养老、社区养老和社会机构养老有机结合起来，建立起多层次多元化的供养模式，是未来社会应对老龄化的重要措施之一。因此社会对老年护理人才需求的增加，给老年护理职业带来了机遇。过去的老年护理人员的文化水平低、护理的专业技术水平差，有些还存在道德问题、法律意识淡薄等，难以满足现代社会老年人日益增长的文化、精神护理的需要。

政府投资兴建多层次多元化的养老机构，包括老年护理中心、托老所、老年公寓等。在北京等城市试点建设社区老年活动中心、老年社区护理网络，旨在实现"病有所医、老有所养"的目标。

老年护理事业迎来了春天，为护理高职教育注入了新的生命力。尽管当下护理职业教育毕业生面临一些就业危机，但随着老年护理事业的蓬勃发展很可能出现新的就业形势。以医养结合为指导思想，医疗服务与养老服务相结合,医疗护理与老年护理相融合,将会是护理领域未来的一个发展方向。

三、盘锦职业技术学院护理职业教育

盘锦职业技术学院是 1998 年经教育部批准成立的辽宁省第一所以"职业技术学院"命名的综合性公办高等职业院校。其前身为辽宁省电大盘锦分校、盘锦师范学校和省政府批准筹建的盘锦师专。2000 年,盘锦市财贸职工中等专业学校和盘锦市卫生学校并入盘锦职业技术学院。2013 年 8 月学院搬迁到辽东湾新校区,由此踏上了快速发展的新航程。

秉承着"德艺周厚、知行合一"的校训精神,学院已经发展成为占地面积 29 万平方米、建筑面积 14.9 万平方米、馆藏图书 50 万册,拥有全日制在校生 7000 余人、成人教育学生 2200 余人的一所技能化、数字化、人文化的现代高等职业院校。

医疗护理分院成立于 1978 年,前身为盘锦市卫生学校,于 2000 年 8 月并入盘锦职业技术学院,成立了卫生系,2012 年更名为医疗护理系,2014 年 4 月提升为医疗护理分院。经过几十年的发展,如今的医疗护理分院已经成为盘锦职业技术学院办学规模最大的院系,护理专业于 2014 年 6 月获批辽宁省对接产业集群省级职业教育示范专业,是盘锦职业技术学院极具特色的重点专业之一。

医疗护理分院现有教职工 60 余人。其中,行政领导 6 人,专任教师 52 人,专职辅导员 9 人。具有硕士研究生以上学历的 13 人,副高级职称以上 17 人,"双师型"教师 38 人。几十年来,分院全体教职员工秉承全员育人的办学理念,不断提升业务素质,夯实专业技能,丰富课堂

教学,严格学生管理。在师生员工的共同努力下,力争让每一名学生都能学到专业知识,让每一名学生的专业技能都能得到充分的锻炼。

医疗护理分院设有 43 个教学班,2019 年有在校生 2042 人,占学院总人数的 34.03%,其中高职类学生 1052 人,初中起点五年制大专学生 524 人,单独招生(三校生)403 人,中专(护理类)学生 63 人。盘锦职业技术学院在辽宁省内四所具有护理专业高职院校当中位居前列,是省内两所具有护理专业"3+2"联合培养办学资格的学院之一。分院先后与营口市卫生学校、鞍山卫生学校和辽宁·阜新市卫生学校签订了初中起点"3+2"联合培养办学协议,与辽宁医学院(现为锦州医科大学)建立了护理专业自学考试本科段的联合培养关系。

医疗护理分院专业设置包括护理专业、助产专业、康复专业,以及护理专业(老年方向)。其中护理专业包括高中起点高职护理三年制,每年招生人数在 500 人左右;初中起点高职护理五年制,每年招生人数为 40~80 人;护理"3+2",每年招生人数在 500 人左右(前三年在中专院校学习,后两年回校);中专起点护理三校生,每年招生人数在 100人左右;高中起点助产专业,每年招生 7 人。康复护理专业没有招生。

在学院不断发展的基础上,为配合盘锦市国际化中等发达城市的建设,在盘锦市政府、盘锦职业技术学院领导的大力支持下,医疗护理分院推出护理专业(老年方向)中德班。2017 年、2018 年分别招生 24人。中德专家和医院、养老机构专家联合研讨,进行人才培养方案的开发,经过中德双方研讨,形成了以能力为本位,教、学、做三位一体的教学模式。培养尊老、敬老,热爱老年护理事业,专业知识扎实,护理技能强的高级老年护理专业人才。

盘锦职业技术学院的招生流程:拟定招生计划、做招生宣传册,进行招生宣传。参加全国统一招生考试,按计划进行录取。高中起点护理三年制学生采用两种方式招生:第一种是单招,由盘锦职业技术学院自主命题,组织考试,进行招生;第二种是参加全国统一高考,按照国家统一的高职招生标准进行招生。初中起点高职护理五年制学生,统一参加中考,按计划按成绩进行录取。

每届在第二学期开设基础护理技术这门课程,在上课的过程中,要求教师观察、选拔优秀学生,严格按照大赛的要求,开始备赛,参加辽宁省高中职护理技能大赛。近三年有多名学生在辽宁省护理技能大赛中获奖。

近年来医疗护理分院先后在省赛、国赛中取得了优异的成绩:辽宁省护理技能大赛一等奖、二等奖、三等奖;国家护理技能大赛教师三等奖;国家项目化教学二等奖、三等奖;辽宁省教育厅教学设计大赛一等奖、三等奖;国家教学大赛三等奖;辽宁省精神心理大赛优秀团队奖;辽宁省青年骨干教师和老年护理国家级考评师。

医疗护理分院在辽宁省示范校建设过程中,先后成为中国美国心脏协会(AHA)、标准化病人(SP)培训基地,辽宁省示范专业、辽宁省创新示范基地、辽宁省高中职护理技能大赛基地。

四、双元培育项目

2017年5月16日,学院隆重举办了中德(盘锦)双元培育项目启动大会,标志着盘锦市率先在东北地区15个双元培育试点城市中拉开了全面引入德国双元制职业教育理念、模式,使德国双元制职业教育本土化的序幕。

双元培育改革是学院对外开放办学的重要引擎,学院根据对外开放办学的实际需求,编制了《盘锦职业技术学院对外开放办学实施方案

(2017—2020)》,作为德国双元制本土化改革乃至对外开放办学的指导方案。2016—2017 年,学院先后同德国 BSK 国际教育机构、德国国际合作机构(GIZ)、德国工商大会上海代表处(AHK)达成合作协议,共同助力学院双元培育项目。

学院利用 GIZ、AHK 的合作平台,开展了为期 39 个月涉及 7 个项目的双元培育改革,围绕课程开发情况开展教师资格培训、教学资料开发及考试评价,并将校企合作、具有学术伴随的质量管理工作贯穿始终。学院选择了贴近区域产业结构的辽宁省"双高"特色专业(群)的化工类、机电类专业,以及贴合未来朝阳产业的护理专业(老年方向)为双元培育项目试点专业。

GIZ 双元培育项目实施逻辑流程图如图 4-1 所示。

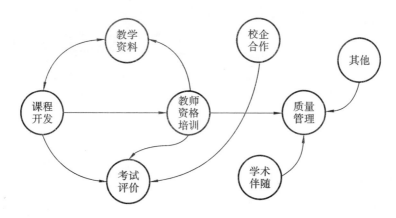

图 4-1 GIZ 双元培育项目实施逻辑流程图

首先,学院确立了以盘锦市双元培育改革领导小组为核心的领导层,负责项目的引领与指导工作。其次,成立综合项目指导委员会,该委员会由德国专家团队、盘锦职业技术学院及盘锦市发改委、人社局、教育局、工信局、财政局等相关部门领导组成,全面负责项目的宏观管

理工作,把握项目方向及进程。再次,成立专业咨询委员会,汇集职教
专家及企业代表,负责项目的学术服务及跟踪指导等辅助性工作。最
后,搭建包含项目负责人-项目能力建设团队-项目专业建设团队的"三
位一体"的管理体系,全面开展双元培育项目。

双元培育项目领导与执行组织机构如图 4-2 所示。

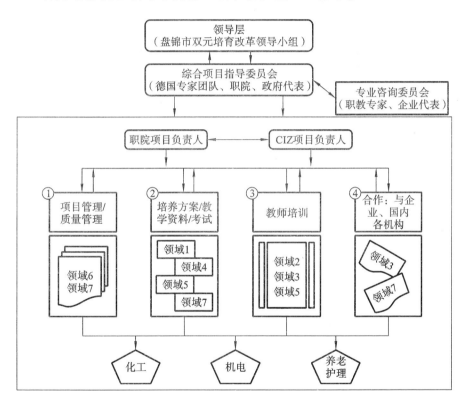

图 4-2 双元培育项目领导与执行组织机构

学院利用多方资源,邀请姜大源、赵志群等国内著名职教专家、学
者来校就德国双元制、对外开放办学理念路径及实施步骤、德国学习领
域改革等内容进行讲学,并荣聘全国职教专家姜大源老师为院长顾问、

兼职教授,全面开启引智计划。同时,学院邀请了德国代根多夫应用技术大学、多特蒙德应用技术大学等的德方专家,德国国际合作机构(GIZ)和德国 BSK 国际教育机构主要负责人,就双元制教育模式及课程改革进行交流和专题报告,起到了良好的效果。

学院依托国际战略合作伙伴德国 BSK 国际教育机构、GIZ,积极为学院教师提供赴国外培训的机会,开展了教师为期三个月的赴德国应用技术大学访学项目、赴德双元制培训项目、赴日护理培训项目等,三年来累计赴国外培训 47 人。学院选派管理人员、专业教师赴苏州健雄职业技术学院等国内一流职业院校学习双元制办学成功经验,同时接受德国双元制培训师资质(AEVO)培训、AHK 考官培训,三年来累计在国内培训 105 人。学院通过 GIZ 聘请德国专家来学院对化工类、机电类、护理专业(老年方向)教师进行培训,落实"走出去"与"请进来"举措,三年来累计聘请德国专家 24 人,培训教师 337 人。

学院利用德国专家的优质资源,经过系统培训,取得了丰厚的阶段性成果。目前,三个试点专业已经制定了具有德国标准且本土化的人才培养方案及课程大纲,同时正在编制双元制本土化系列教材及《教辅资料手册》《校企合作手册》《质量管理手册》等一系列的双元培育成果,积极制定学院的双元制本土化标准。

学院在三个试点专业成立中德班,按照德国 24 人/班的模式进行精细化培养,采用德式的人才培养方案、课程模式及教学法,实行"三站互动、分段轮转"的培养方式,对标德资企业、域内龙头企业,促进了这些学生高质量就业,成了学院办学质量提升的重要标志。

学院加大对外宣传力度,积极联系德资企业及域内支柱企业实现深度合作。2017—2018 年,学院先后两次参加化工领域专业人才圆桌会议,与科思创、巴斯夫、赢创等德资企业达成合作意向,安排化工类、

机电类中德班学生赴德资企业实习就业。同时,学院同域内的盘锦北
方沥青燃料有限公司、辽宁中蓝电子科技有限公司、盘锦人民医院等支
柱企业,推进中德班学生的联合培养工作。

学院注重双元制培育过程,也致力于打通学生输出通道,为域内企
业乃至德资企业输送技术技能型人才。为此,学院同德国工商大会签
订了合作协议,对化工类、机电类的中德班学生进行德国中期与结业考
试,致力于获取 AHK 颁发的德国职业资格证书,搭建了国际化办学标
准与资质认证平台。

2017 年 11 月 1—2 日,学院举办了 AHK 中德(辽宁盘锦)培训中
心揭牌仪式暨 AHK 中德双元制本土化成果建设研讨会,成立了东北
首家 AHK 中德培训中心,加入了中德双元制职业教育联盟,实现了本
土化要素与德国标准的对接、过程培养与德国职业资格认证体系的对
接,保证了德国双元制本土化改革的系统性与完整性。由此,学院形成
了理论教学区-跨企业培训中心实践教学区-盘锦市公共实训中心区"三
位一体"的办学格局,实现了对外开放办学功能的最优化布局。

2017 年 10 月 17—21 日,学院应邀赴南京参加了 2017 Education＋
世界职业教育大会暨展览会。2018 年 9 月 27—29 日,学院应邀赴广
州参加了 2018 Education＋世界职业教育大会暨展览会,展示学院双元
制改革成果,引起了极大的反响,学院成为东北地区唯一受邀参展单
位,有良好的宣传效果。

2018 年 4 月 25 日,学院应邀赴北京参加了国家发改委组织召开的
老工业基地产业转型技术技能人才双元培育改革试点评估反馈交流
会,并在大会上分享了改革经验,学院也是唯一受邀的职业院校。

学院通过引入德国先进的理念、模式与标准,结合本土化的实际,
编制出人才培养方案与课程体系、质量管理体系、教辅资料、双元制教

材等一系列改革成果,形成双元培育标准,具有引领与推广作用。

学院以中德班为试点,采用德国双元制"三站互动、分段轮转"的培养方式,实现校企之间的联合培养,进而实现学生的高质量实习就业,为高职院校人才培养模式改革提供了可借鉴的模板。

学院不断完善 AHK 中德(辽宁盘锦)培训中心,安装德式标准的化工类、机电类设备,成为实践教学、社会培训、生产加工、AHK 考试的重要载体,逐步在区域职业教育发展中发挥示范作用。

五、引入和实施老年护理方向课程大纲

2017 年初,由德国国际合作机构(GIZ)选派的德国专家萨艾琪教授与医疗护理分院 10 名护理专业教师组成课程开发团队,着手开发符合学院自身需求的护理专业(老年方向)课程大纲。

盘锦职业技术学院开发的老年护理方向课程大纲,是以德国双元制人才培养方案为基础,根据医院和老年护理机构的护理工作要求提炼而成。结合我国职业教育现状,构建了具有德国理念中国特色的本土化双元制课程大纲。三年制老年护理方向课程,共计 4263 学时,其中理论课 1239 学时,实践学时 3024 学时。

在长达数月的研讨过程中,开发团队共同分析了本专业目前的培养情况,明确了医疗护理分院人才培养的优势与短板。新课程大纲以能力为导向,依据德国职业教育及国际职业教育标准,全面改革培养模式,提升整体培育水平。六个学习领域,以医院、养老院和老年医院的实际工作需求为出发点,明确定义了能力目标和学习内容,且两者相辅相成。新课程大纲以实践为导向,通过校内实践课,在医院护理和老年护理机构实习实现能力目标。

六个学习领域分别如下。

学习领域 1：根据患者的个人情况和情境特点开展护理工作。

学习领域 2：根据老年人的个人情况和情境特点开展护理工作。

学习领域 3：医疗、老年护理的规划、执行、记录和检查。

学习领域 4：建议、咨询和谈话。

学习领域 5：医疗与老年护理的机构和组织。

学习领域 6：医疗或老年护理行为职业。

在大纲开发中首先根据护理工作的任务和所需能力总结出本专业的行动情境，学习情境是根据典型的行动情境开发出来的。以能力为导向的课程则根据学习情境设计而成。

新课程大纲中还介绍了理论课、实践课及实习培训的时间计划和培训组织表，也规定了学习领域和实习的时间安排。

国家发展和改革委员会东北等老工业基地振兴司与德国国际合作机构（GIZ）于 2016 年 4 月 签订了关于深化老工业基地振兴合作意向书，目的是利用德国专业技术和知识在东北引入双元制职业教育体系，为新一轮振兴东北战略添砖加瓦。

在此背景下，学院非常重视中德班的教师队伍建设。中德班的所有任课教师都是经过选拔的骨干教师。医疗护理分院的教师主动参与选拔，学院领导组成专家组对教师进行考核筛选。被推选的教师要参加学院组织的一系列继续教育课程。

学院在优化师资队伍建设方面的力度空前，其目的在于：①更新教师的课程观，提高教师的双元化职业教育课程理论水平，并邀请姜大源等多位专家来学院讲学；②加强教师培训，选派一部分骨干教师赴德国、日本等国家参加深度培训，并邀请德国专家协助，系统地开展培训，交流学习情境的开发与应用；③安排专业教师赴企业进行研修、顶岗锻炼，并与合作企业单位（医院、养老院和老年医院）建立长期有效的联系,提高教师专业技术实践能力;④与企业指导教师建立长效的沟通交流机制,参与实践课程大纲修订及教学内容的研讨。

为实现与德国专家有效的沟通与督导机制,利用网络平台和即时通信交流工具,定期交流教案的设计编写与使用情况,这为有效地收集整理项目成果提供了坚实的保障。

课程开发提高了教师的教学设计能力,使教师掌握了以职业工作过程为导向的课程开发技术,以及多种教学方法。

自从中德双元项目开始实施以来,学院邀请了多位德国及我国国内的养老护理教育专家,进行了多次跨专业及本专业的教学法和教学情境开发的培训,在培训中各位专家亲身指导和示范,专业教师就教学方法和教学质量的改善进行了讨论和分析,制定了促进教学质量持续提高的方案,在实际教学中进行实践和应用。同时,教师也加强了与企业指导教师的沟通交流,在教学中引入了德国的多种教学方法。

该专业的中德试点班从 2017—2018 年度第一学期开始,从全国普通高等院校统一考试被学院录取的应届新生中招募,目前已招生两届。学生首先通过自愿填写报名表进行初审,再参加学校统一的笔试和面试,最后根据笔试和面试的成绩进行综合排名,择优录取 24 名学生。其中笔试考查的是学生综合能力的水平,面试主要是考查学生养老护理的专业素养基础和专业知识水平。入选要求还包括学生热爱老年护理事业,有意愿从事老年护理工作。要求学生具备吃苦耐劳的品质,具有良好的沟通能力,并且身心健康,气质、形象佳。

该试点班的 2017 届学生都是女生,2018 届招募了 3 名男生,其他均为女生。试点班学制为三年,学生将在学校学习理论与实践课的内容,并在医疗机构与老年护理机构实习。

到目前为止专业教师的授课已完全按照德国的"以工作任务为导向"理念安排教学,授课内容弱化了独立的课程,而是以完成某一具体任务为导向,整合相关知识,搭配相应实践设备,实行模块化教学,开发了一系列的学习情境。教师提炼各环节需要的知识,教给学生,再让学生根据所学知识完成典型工作任务。在授课环节中引用了多种德国的教学方法,如行动导向法、项目教学法、引导文法、调色板、思维导图、鱼骨图、头脑风暴、无声启发、联想法、学习速度二重奏、感知体验等。在课堂上通过这些教学方法,学生能够达到预期的职业行动能力目标。职业行动能力包括专业方法能力、社会能力及个人能力。这样培养出来的学生不只具有医疗护理和老年护理的专业知识,还能够运用护理程序对患者及老年人实施整体护理。

专业教师在教学中尝试了多种教学方法,这些教学方法的形式灵活多变,互动性强,让人印象深刻。

有些教学方法需要使用较多的教具,这使教学过程更加直观,更加简单。可以通过应用黑板、白纸板、实物、模型、图片、影片、照片、示意图等来实现教学,使学生多渠道获得信息。注重调动学生各个感觉器官,通过看、听、说、做,形成全方位的立体学习形式。这样,一些复杂深奥的问题就变得简单明了、通俗易懂,提高了教学效果。愉悦的气氛使学生更容易记忆和回忆,能锻炼学生各种能力,如表达能力、思维能力、运用能力等。

盘锦职业技术学院率先完善了校内实训基地建设,加强了与企业之间的互动,与多家校外实训基地(医院、老年医院、养老院)建立了联系,这些实训基地包括沈阳合众优年生活养老社区、北京老年医院、盘锦市双台子区社会福利院、盘锦市人民医院等。学生在公立医院跟岗实习,完成护士应具备的职业行动技能训练,观察分析病情,提供健康指导,提高沟通能力。学生在老年医院、养老机构完成对老年人的综合评估、老年照护、沟通、人文关怀和各项技能训练,能够承担社会责任。

医疗护理分院教师定期到企业进行调研与座谈,与企业指导教师一起探讨学生的培养目标及培养内容,完善教学大纲中的内容,使学生的能力培养能够直接满足岗位的需要。另外学院专业教师也会定期到企业开展实践学习,提高自身护理实践能力,并与中德班学生一起参与到企业实践培训中。学院还邀请护理行业专家到学院进行研讨和讲学,并聘请国内外企业专家为专业教师进行培训,探讨学生的培养内容和能力培养方法以及考核形式等。

总之,通过医疗护理分院与企业的联合教学,能够锻炼学生的能力,更好地适应未来的岗位需求,进而更好地为老年护理事业服务。

六、在盘锦职业技术学院开发的学习情境

现阶段,我国老年护理人员队伍面临着数量短缺、人员素质参差不齐、专业能力有限、流失率较高等发展困境。我国当前有 2.49 亿老年人和 4000 万失能半失能老年人,而养老护理员仅 30 万,素质参差不齐,远不能满足养老服务需求。为破解养老服务业发展面临的人才瓶颈问题,需要建设一支数量充足、素质过硬的养老护理员队伍。盘锦职业技术学院开展的养老护理员学习情境开发工作,就是基于新时代养老服务事业的需求,探索具有本土特色、时代特点的职业教育教学的设计与应用方法。

以工作过程导向的学习领域课程开发重点就是要设计出用于教学的职业活动情境,即学习情境。从学习领域课程开发向学习情境设计的转换,既是学习领域的具体化,也是衡量学习领域课程方案设计是否成功的关键。

2017年9月盘锦职业技术学院医疗护理分院与德国专家合作,设立中德护理专业(老年方向)试点班,进行双元培训教学,探究校企合作模式下基于工作过程的学习情境设计开发,通过三个学期教学实践,取得了较好的教学效果。

双元培育,兼顾工作相关性,设计开发的学习情境以工作过程为导向。学校课程必须与职业建立紧密的关系,才能满足企业对人才的要求。学习情境是指在职业的工作任务和行动过程背景下,按照学习领域中的目标和学习内容,对学习领域的教学进行教学方法论的转换,是学习领域的具体化。在学习情境设计过程中,需要综合考虑学生的个性化需求、学校的教学条件、企业的人才要求等多种因素,确定每一个学习情境目标选择学习内容,设计学习情境,融合知识与技能,在工作过程中整合专业方法能力、社会能力和个人能力。

老年护理学习情境的设计思路的依据是养老护理员岗位职业标准和职业能力要求,把职业标准和职业能力要求转化成课程目标。学习情境目标以职业行动能力的形式呈现,以职业能力分析为基础,面向医院、养老机构老年护理工作过程,把老年护理职业需要的技能、知识、素质有机地整合。

学习领域课程内容的选择主要从学生的职业需要及其个性需求、课程的软硬件资源配置、师资队伍现状、学生将来就业环境等几个因素来考虑。在学习内容选择和分析的过程中使用任务调查法与访谈法,和医院、养老机构的一线养老护理员及养老机构护理专家进行调查和访谈。学习内容的取舍要结合《养老护理员国家职业技能标准(2019年版)》及学校的教学条件。

《养老护理员国家职业技能标准(2019年版)》指出,为顺应居家养老和社区养老需要,在各职业等级中新增养老护理员在居家、社区养老服务中应具备的技能要求;强化消防知识在养老安全中的重要作用,在"基础知识"中新增"消防安全"内容。据此,确定老年护理工作涉及的实践及理论知识和职业技能。

职业教育的根本任务是将学生顺利导向工作过程体系,所以工作过程体系的结构应成为课程内容序列的基本依据。因此,在教学内容安排上以老年护理工作为主线,将学科体系中单一课程结构的相关知识点融入典型工作任务中,清楚显示出学习领域课程中的内容与养老机构工作过程阶段的相互对应性,在不同阶段护理的工作过程中导入理论知识与工作技能的教学。

学习情境的设计必须从学生实际学习能力出发。简单的情境适用于一年级的初学者,综合性强、问题复杂的情境适用于高年级的学生。应用学习情境时应遵循从易到难的顺序,符合职业发展的规律。应用问题复杂、开放性强的情境,要求教师有丰富的教学实践经验,善于利用教学资源,还要求学生有较好的独立学习能力。

遵循学生的认知规律和职业成长规律,按照学习情境、子情境逐层递进,将老年护理学习领域课程划分为六个学习情境(参见第三章)。每一个学习情境下设子情境,按照老年护理工作过程进行排列。

(一) 情境创设

情境教学,是在对社会和生活事件进一步提炼和加工后才会影响学生的。诸如榜样作用、生动形象的语言描绘、课内游戏、角色扮演、分组讨论、感知体验、无声启发等,都是寓教学内容于具体形象的情境之中,其中也就必然存在着潜移默化的暗示作用。

强调情境创设的生活性,其实质是解释生活世界与科学世界的关系。学生原有的知识和经验是教学活动的起点。只有在生活化的学习情境中,学生才能切实弄明白知识的价值。

强调情境创设的形象性、具体性,其实质是解释形象思维与抽象思维、感性认识与理性认识的关系。首先,我们所创设的教学情境应该是形象的、感性的、可见的,它能有效地丰富学生的感性认识,并促进感性认识向理性认识的转化和升华;其次,我们创设的教学情境应该是具体的,它能有效地刺激和激发学生的想象和联想,使学生能够超越个人狭隘的经验范围和突破时间、空间的限制,获得更多的知识,促使学生形象思维与抽象思维的互动发展。

情境创设要体现学科特色,紧扣教学内容,凸现学习重点,帮助学生准确理解学科知识的内涵,激发学习的动力和热情。

有价值的教学情境一定是内含问题的情境,可有效地引发学生的思考。情境中的问题要具备目的性、适应性和新颖性,从而在学生心里形成一种悬而未决但又必须解决的求知状态,实际上就是使学生产生问题意识。

情境具有激发学生学习动力的功效。教师入境入情,让学生心动情发,可起到使学生与教师产生心灵共鸣的作用。

(二)教学设计

项目化老年护理课程整体设计的关键在于,将原来学科体系下的课程内容按照能力本位和项目化逻辑重新筛选排列,对课程重整构建,并丰富教师课堂组织形式(图4-3)。

学院在护理专业(老年方向)设置上,借鉴了德国的老年护理职业教育课程体系,并结合学院的实际教学条件,分别按照六个不同的学习领域进行授课。依据情境学习,"老年护理"课程的教学以学生为主体、教师为主导,形成"教、学、做"一体的新型教学模式:以培养职业能力为目的,自我构建行动过程为学习过程,以企业真实项目化方式进行任务实施。教师应结合教学内容,采用灵活多样的教学方法,所设计的学习情境既能达到课程目标的要求,有效地促进学生职业能力的发展,又要同时兼顾学生毕业后可持续发展的需求。

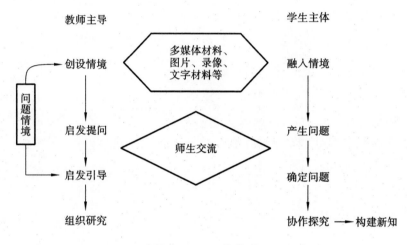

图 4-3 项目化教学

(三)教学实施

"老年护理"课程的实施是"教、学、做"有机结合的理实一体化教学。首先以项目、任务形式授课,将老年人作为主体,进行护理干预。目的在于延缓衰老和减少各种危险因素带给老年人的消极影响,加强对老年人护理的科学指导。根据老年人的个人情况和情境特点开展护理工作,做好医疗、老年护理的规划、执行记录和检查,在具体护理过程中提出有效建议,主动和老年人进行对话交流。

在能力训练项目中,要体现出老年人的健康问题和护理需求,使用项目化任务来引导学生掌握学习技能,培养专业能力、社会能力和个人能力,完成相应的技术支持模块。例如,学生第三年在合作医院——盘锦市中心医院有长达半年的顶岗实习,需要掌握的部分项目列举如表4-1所示。

表 4-1 学生实习需掌握的部分项目

序　号	科　室	操 作 项 目
1	VIP	皮内注射技术
2		患者跌倒的预防
3	康复	静脉注射法
4	心内	生命体征技术
5		密闭式静脉输液术

在单向技能训练阶段,教学实施主要是在校内理实一体化教室、校内模拟病房和养老机构及医院进行。在教学活动中,通过视频、实物、自我体验、角色扮演让学生获得与老年护理相关的工作环境感性认识,激发学习兴趣,进而提高与工作岗位和工作过程相关的专业知识和技能。

在教学过程中,学生4～6人一组,分工协作完成每一个任务,通过分组学习提高学生创造性思维和实践能力,培养学生的团队合作精神、合作与交流沟通能力,并有意识地将企业的优秀文化融入人才培养中,提升学生的核心职业能力。

(四)教学反思

反思情境教学中存在的问题:在情境创设内容上,往往容易注重课堂气氛的活跃,而忽视了知识与技能的学习。在情境创设数量上,往往容易注重情境创设的数量,而忽视了情境创设的质量。在情境创设结构上,往往容易注重情境开放而偏离了学科本质。在情境创设的形式上,课件创设有余,其他方式创设不足。在情境创设目的上,功利有余,实效不足。

目标问题是教师实施情境教学的牵引线和助推器,是情境教学成功的核心。在老年护理教学中,创设最佳问题情境,可以促进学生自主学习,积极主动地去思考、寻觅和探索。最佳问题不仅是问题的质量要高,而且问题提出的时间要比较合理。问题提出的时间要根据教学目标、教学内容、教学进展情况而定。

在课堂导入时提出问题,可以发挥牵引思维、引人入胜的作用,使学生快速集中精力,有效激活课堂学习思维;在课堂教学中提出问题,可以激发学生追根究底、合作交流的兴趣,激发学习热情和学习积极性;在课堂教学结束时提出问题,可以促进学生进一步复习,消化和巩固课堂知识,有利于发展自主学习能力。

项目化教学在老年护理课程教学中效果显著,有助于提高学生的专业方法能力、社会能力、个人能力,比传统教学模式更具有优势。

项目化教学的最大特点是打破了传统学科型知识体系,明确以工作任务为中心来组织课程教学内容,通过实践培训提升综合能力,使学生获取更多的知识。以任务的形式组织教学内容能使学生更加明确课程目标,在个人训练中更具有针对性和科学性,以此培养出评判性的思维能力和情感支持,将项目或者工作任务穿插于理论中,学生从中自主构建知识框架,发展职业能力。

情境教学的目的在于尽可能地调用大脑无意识的一些功能,也就是强调于不知不觉中获得智力因素与非智力因素的统一。运用情境教学首先需用"着眼发展"的观点,全面地提出教学任务,而后优选教学方案,根据教学任务、班级特点及教师本人素质,选择创设情境的途径。

换言之,情境教学中的特定情境,提供了调动人的原有认知结构的某些线索,经过思维的内部整合作用,人就会顿悟或产生新的认知结构。情境教学法的一个本质特征是激发学生的情感，以此推动学生认知活动的进行。欢快活泼的课堂气氛是取得优良教学效果的重要条件，学生情感高涨和欢欣鼓舞之时往往是知识内化和深化之时。因此，情境教学可以获得比传统教学更好的教学效果。

通过学习情境学生体验了职业工作场景，对抽象知识的理解与运用不再停留在表面。同时，职业工作场景中，尤其是养老护理员工作场景中往往包含强烈或含蓄的情感因素。创设、呈现教学情境，有利于克服纯粹认知活动的缺陷，使学习成为一种包括情感体验在内的综合性活动，这对提高学习效果具有重要的积极意义。情境教学法可以让学生在学习中产生强烈的共鸣，增强情感体验。

联系养老护理员的实际工作需要，创设问题情境，给学生提供一个观察、联想以及抽象和概括的过程，让学生想学、乐学、主动学。

简而言之，情境教学是提高课堂质量的有效途径之一，不但能激发学生学习的兴趣，充分发挥学生的主观能动性，提高课堂教学质量，而且还能培养学生实践操作能力和思维能力，使课堂真正成为学生自由发展的阵地。

七、考核评价体系

如何有效地考核评价养老护理员的职业资格与职业技能等级，是盘锦职业技术学院医疗护理分院与合作企业正在探索的课题。在人力资源社会保障部与民政部颁布实施的《养老护理员国家职业技能标准（2019 年版）》中，增加了对养老护理员的技能要求，放宽了养老护理员的入职条件，明确了康复服务、照护评估、质量管理、培训指导等职业技能，并缩短了职业技能等级的晋升时间。

国务院印发的《国家职业教育改革实施方案》要求启动"1＋X"证

书试点工作,深化复合型技术技能人才培养培训模式改革。"1＋X"证书制度体现了职业教育作为一种类型教育的重要特征,是落实立德树人根本任务、完善职业教育培训体系、深化产教融合校企合作的一项重要制度设计。"1"是指学历证书,"X"是指若干职业技能等级证书,这是鼓励职业院校学生在获得学历证书的同时,积极取得多类职业技能等级证书,拓展就业创业能力,缓解结构性就业矛盾。这一制度旨在通过育训结合、书证融通,真正培养出高质量复合型技术技能人才。

盘锦职业技术学院制定统一的考试大纲,每年六月份,组织高职学生参加毕业考试,考试合格后颁发国家承认学历的普通高等学校专科毕业证书,并享受普通高校毕业生的一切待遇。考试内容分为笔试、实践、口试三个部分:笔试内容包括各个领域和公共基础课等知识;实践部分由考生抽签选取考核的内容,从健康评估、书写护理病历到做出护理诊断、制订护理措施等方面进行考核;口试涉及各个领域的内容。考生与"标准化患者"交流半小时后,回答考官提出的问题。考试委员会给予评判得分。三个部分均合格才视为考生毕业考试合格。

我国护士执业资格考试是由卫健委负责,实行国家统一考试制度,考试合格颁发护士执业资格证书。护士执业资格考试包括专业实务和实践能力两个科目。

专业实务科目主要考查考生运用护理相关知识,有效且安全地完成护理工作的能力。专业实务考试内容涉及与健康和疾病相关的医学知识,基础护理知识和技能以及与护理相关的社会人文知识的临床应用等。实践能力科目主要考查考生运用护理专业知识和技能完成护理任务的能力。实践能力考试内容涉及疾病的临床表现、治疗原则、健康评估护理程序等知识的临床应用。

护士执业资格考试是评价申请护士执业资格者是否具备执业所必需的护理专业知识与工作能力的考试。护士执业资格考试是作为单位聘任相应技术职务人员的必要依据。护士执业资格考试实行国家统一考试制度。统一考试大纲,统一命题,统一合格标准。一次考试通过两个科目为考试成绩合格。为加强对考生实践能力的考核,原则上采用"人机对话"考试方式进行。

八、项目实施成果

(一) 就业形势

随着中国老龄化的加剧,各地政府正在加大对机构养老方面的投入,尤其是大量的民间资本正在进入这一行业。同时,养老服务队伍的整体素质较低,专业水平、业务能力、服务质量还不能有效满足服务对象的需求。养老服务社会化的人才需求所催生的养老服务教育事业必然是生机盎然、大有可为的。除机构养老之外,居家养老也是国家重点发展的养老模式之一。

为了解决老年人口急剧增长与养老服务资源不足的矛盾,更好地开展养老服务工作,以提高老年人生命生活质量,全国老龄委办公室、民政部等十部委联合发布《关于全面推进居家养老服务工作的意见》,大力推动居家养老服务的发展。居家养老由社会提供养老服务,它以家庭为核心,以社区为依托,以上门服务和社区日托为主要形式,被广泛认为是符合我国国情的新型养老方式,也将成为我国养老新趋势和养老服务新模式。但是目前能够提供居家养老服务的养老护理人员紧缺,本项目的实施,可以为居家养老服务注入新鲜的力量,学生的就业前景较好。

基于养老服务的新时代背景,中德试点班的就业方向主要面向医养结合的老年医院、养老机构,包括:公办养老福利机构、民办养老机构;社区养老服务单位,各类社区居家养老服务站、社区集中养老服务机构;老龄产业相关机构,老年产品生产机构、老年产品销售机构、老年服务相关机构等。学生毕业后就业采取双向选择,根据自己的兴趣和特长,选择就业单位;单位也会择优录取。

通过将德国的双元制教学进行本土化后,学生自学能力、小组合作能力、独立解决问题的能力明显提升。双元培育赋能学生自主学习——学生通过展示研讨与学习成果,积极性和自信心都有明显的提升。在企业实践的过程中,企业指导教师也对学生的表现给予了很高的评价:中德班学生独立思考解决问题的能力明显高于传统教学班的实习生,护理对象对他们也是好评连连。大家普遍反馈,中德班学生能够换位思考,能较为顺畅地交流沟通。

截至 2019 年底,2017 级老年护理方向中德班的学生进入为期 10 个月的实习阶段。很多医疗护理与养老机构都希望吸引中德班的学生前来实习,并提供住宿和实习补贴。一些机构表示,如果学生实习期间表现良好的话,可以直接留用在实习机构工作。可见,老年护理方向的就业前景非常乐观。

(二)教学效果

传统的教学理念是以学科课程为体系,学生被动地接受知识,学到的知识虽然多,但掌握得不够牢固,理论与实践脱节,没有将理论知识内化为能力,实践操作水平并不高。

传统护理学教学以课堂教学为主,仍然是"教师讲授-教师演示-学生操作-教师考核"模式,其弊端是:模式单一,存在枯燥、脱离实践等不足;学生处于被动学习状态,难以调动学习积极性,学生理论知识也不扎实;当遇到问题时,缺乏自主思考与探究的能力,过于依赖教师,难以提高自身解决问题的能力;操作虽熟练但机械,不会灵活应用,不能获得专业能力和水平的提升。

双元制教学模式是企业与学校共同培养符合企业需要的技能型人才,以能力培养为导向,以职业活动为中心选择课程内容。先将理论知识碎片化,在一个教学项目中再根据护理工作的实际情境呈现出来。学生在学校学习时就养成整体的思维方式,学会衔接跨学科知识。企业实践时能够加深印象,将知识融入实践操作中,查缺补漏,突出核心能力和专业能力。

行动导向教学是双元制教学模式中的一种适合现代职业教育的教学法,目的是培养学生的行动能力,具有较强的针对性。教学活动的开展是以学习任务为载体,引导学生自主学习。教师通过灵活、实用的教学组织为学生搭建一个平台,让学生在这个平台上,体验真实的工作情境,完成任务,获得知识与技能。在情境教学过程中,以学生为主体,学生从"学"转变为"做",教师从"传授知识"转变为"培养能力"。教师的任务看似更轻松,但在前期教学准备过程中要花费更多的时间和精力,这对教师的综合素质有了更高的要求。教师综合运用情境分析、小组讨论、角色演示等教学方法,激发学生的学习热情,引导学生进行实践和积极思考,改变了学生被动接受知识的习惯,注重学生专业能力、方法能力、社会能力的培养。

情境教学可有效调动学生的学习积极性和主动性,增强课堂实践教学的参与度。经过情境模拟方法所设计的教学环境和真实环境存在一致性,能够使学生充分在角色扮演中体会护理的重要意义,在实践演练的过程中有助于学生对操作要点的掌握。学生在小组探究中能提高分析问题、解决问题的能力,在小组协作中增强团队意识,增进情感交流,发挥学习潜能。另外,情境教学中教师选取临床真实案例导入课堂,使学生处于高仿真的临床环境中,实现了学生与岗位的"零距离"对接。学生发挥主观能动性进行角色扮演,极大地激发了其学习兴趣。学生带着任务在课前能主动预习和构思;在课中积极参与,借助思维导图、小组拼图等学习手段,内化知识与技能,语言表达能力也得到了锻炼;在课后能总结分析自主学习的收获,提高了独立学习的能力,使重点知识内化。

此外,情境教学还能提高学生的临床实践能力、思维能力、判断能力、应对能力和沟通能力。在仿真情境模拟过程中,学生能够换位思考,能站在患者的角度,分析其心态和行为。其能培养学生的同理心,培养学生关心、爱护、尊重患者的职业素质。

当然,情境教学对教师来讲是一个挑战。教师课前要查找大量相关资料,做好充分准备,设计典型教学案例,培训标准化病人(SP),精心设计教学环节;课上教师全程监督,学生根据案例设计中不同角色分别完成询问病史、体检评估、制订计划、实施照护、开展健康教育以及医护合作等任务,教师要随时应对教学过程中出现的各种问题;课后教师引导学生对情境模拟时的具体环节进行回顾、总结和反思,不仅可以巩固学生的基础知识,提高学生技能操作的熟练度,还能促进学生团队协作能力的提升。另外,情境教学要求以大量课时作保证,教师要有针对性地对课程内容进行调整,才能使情境教学设计得有效且有趣。

在情境教学中,学生是主体,师生之间平等、不受约束、关系密切。小组协作使学生之间互动增多,满足了学生爱与归属的心理需求。学生通过努力完成任务,获得成就感。

为更好地检验双元制培育的教学效果,医疗护理分院尝试通过对照试验,对比学生考核成绩。在同一年级的学生中,实验组采取情境教学,对照组采取传统教学。结果显示实验组学生的理论成绩、单项技能考核成绩、综合技能考核成绩均高于对照组。实验组学生对情境教学满意度及各方面的评价明显高于对照组对传统教学的评价。当然这可能也与实验组学生的学习基础可能普遍较好,愿意在课前课后付出更多的时间与精力,实现学习目标有关。然而,可以肯定的是,学生对情境教学的反响较好,愿意加入更为自主的教学组织中。

(三)学生能力培养

双元培育注重学生专业能力、方法能力、社会能力的培养。中德班的学生很多都是"00后",一方面,他们热情、有正义感,对新生事物非常感兴趣,动手能力强,善于表达自己。另一方面,学生往往比较单纯,做事情很难坚持,遇事冲动,容易受影响。因此,以行动为导向的情境教学法,能最大限度地发挥学生的优势,培养全方位的执业能力。

双元制培育的学生在临床护理操作中手法更熟练、更灵巧,由于在学校、实习时练习多,故出现的错误少甚至不出现错误,对紧急状况的处理能力更加突出,与患者、患者家属的沟通更有效,个人整体综合能力更强。

课前教师精心准备课前预习题,让学生利用一切可利用资源查询相关资料。在信息大爆炸的背景下,学生不仅要懂得如何从外界获得信息,还要具备良好的筛选信息的能力。情境教学大大提高了学生的学习热情,锻炼了自学能力,促进了学生对知识更新的渴求,同时也引导了学生掌握在开放的网络环境中寻找并获得正确信息的方式。

在课堂教学中,教师采用多种教学方法,如角色扮演法、连锁发言法、联想法等。真正以学生为主体,让学生做课堂的主人,激发了学生的主动性,锻炼了学生的表达能力,也锻炼了学生的人际沟通能力。

职业教育的重要任务之一就是职业能力的培养。

在中德双元制的教学中,学生获取信息、筛选和运用信息都是独立完成的,使用方法的能力有显著提升。这种教学方法让学生有更大的参与度,学生能更清楚地直面自己的不足,有目的、有计划地进行练习,对掌握护理技能有很大帮助。此外,学生通过独立完成任务,也会产生成就感,从而萌发进一步的学习需求,学习需求又会带动新一轮成就感的诞生,如此良性循环后,学生就提高了综合能力。

与传统教学班学生相比,双元制教学班学生除了护理技能更加过硬外,学生的自我约束能力、自学能力都在解决问题中得到提升。在小组研讨等一系列活动中,语言表达能力和人际沟通能力也得到锻炼。

(四) 教学经验

以行动为导向的教学法适合职业教育,但在实际教学中我们也总结了一些教学经验。

首先,对教师的课堂掌控能力要求更高了。虽然学生是课堂的主体,但是教师要有技巧地控制课堂节奏,掌握课堂的大方向,不仅要提高学生学习的热情,而且要保证学生的安全。在双元制教学中,学生还会提出各种各样的问题。因此,教师应不断学习,才能够掌控课堂。由于学生性格各异,教师要平衡小组的实力,保证在小组讨论过程中,每名同学都能最大限度地发挥自己的作用,避免两极分化。

其次,对学生自主学习的要求更高了。在传统教学中学生是被动地接受知识。而在双元制教学中,学生是课堂的主人,这样要求学生转换角色。由于双元制课堂采用以行动为导向的教学方法,要求学生有更强烈的自我约束能力、自学能力,以及更强的表达能力和人际沟通能力,并且要熟练掌握护理技能,这些都对学生提出了更高的要求。

最后,对学校教学设施与资源的要求也更高了。以行动为导向的教学方法的开展,适合小班教学,对学校的软硬件设施提出了更高的要求。在学校的建设过程中,应该配置小组成员都可以进行行动手实践的成套的软硬件设施,实现学生在做中学,教师在做中教。

(王丹　王秀琴　付敬萍　苏晗　肖靖琼　金莉

郑敏娜　孟磊　闻万春　姚月荣　董莲诗)

第五章

德国护理职业教育当前面临的挑战

一、导论

德国人口出生率的下降和人均寿命的延长导致人口老龄化加剧。寿命延长伴生的多重疾病和慢性病的增加成为卫生领域的重要议题。1999—2013 年,德国有护理需求的人口数量从 200 万上升至 270 万。一方面,有护理需求的多重疾病患者越来越多;另一方面,护理人员的平均年龄在不断提高,护理人员的健康也受到一定的影响,这都会导致护理人员流失。

德国护理需求的增加和护理人员的老龄化导致对护理人员的需求增加,无论是住院治疗、半住院治疗还是门诊治疗,皆是如此。德国护理人员的数量约为 72.2 万名(2014 年统计数据),其中有 42.1 万人2014 年在德国医院工作。目前,如何吸引学生从事护理专业和留住护理专业人员是德国面临的挑战。

是否能赢得人才投身护理职业,良好的护理职业教育也是决定因素之一。人口结构变化产生了一系列的社会问题,在此大背景下,护理专业人才的职业教育也面临着挑战。扎实的师资培训在应对护理职业教育挑战中是不可缺少的。只有训练有素的教师才有能力解决护理学校的职业教育难题。这些挑战涉及以下层面:

- 社会层面;
- 护理专业人员的职业教育层面;
- 护理专业教师的双师素质层面。

这些挑战在过去几年引发了德国护理教育的改革,培养护理专业教师的大学专业开设数量也有所增加。

在此期间,名为"促进老年护理人员、化学工程师和机电工程师双元制教育"的中德合作项目在盘锦职业技术学院开始实施。中国方面向德国国际合作机构提出,希望能按照德国标准开展"老年护理专业化的疾病护理"项目。几年里,伙伴方在 8 个协商的行动领域进行合作,旨在实现上述目标。

在中德项目的实施过程中,所有参与方都深入了解了本国的职业教育和对方国家护理职业教育的框架条件。对于在此过程中所发现的差异,双方都进行了单独或共同的深入总结。项目反思了几个完全不同方面的问题,涉及护理专业人才教育、教育机构和护理专业人才教育所需的教师资格问题:

·在护理专业人才教育方面,课程工作、能力要求和单项课程的内容存在差异。两国的课程形式、课程方法和考试形式也各不相同。

·在教育机构方面,教学形式、融资、规模和招生条件等方面有所不同。

·在教师资格方面,教师培训方式、教育机构的招聘要求以及教育机构的教师雇佣关系也展现出一系列的差异。

这些特有的差异让各国当前面临着不同的挑战,在此概述如下。

二、护理专业人才职业教育方面的挑战

社会问题引发了护理职业的改革,改革法案于 2017 年通过。自 2020 年起,德国将不再有以下传统的三类护理专业人员教育:

·保健和疾病护理;

·保健和儿科护理;

·老年护理。

取而代之的是护理专业人员的通才教育。护理专业人员的护理行为不受限于护理对象的年龄,范围涵盖了住院急诊护理、住院长期护理以及门诊长期护理。

这套全新(非合并)的职业教育体系在 2017 年有了法律基础的保证。2017 年 7 月 17 日德国通过了《护理职业改革法》,《患者护理法》和《老年人护理法》于 2019 年 12 月 31 日失效。《护理职业改革法》通过一年多后,2018 年 10 月 2 日,德国通过了《护理职业教育及考试条例》。2019 年 8 月 1 日,护理专业教育框架计划出台,包括理论和实践教学的框架教学计划,以及实践教育的框架教育计划。这些框架供各州参考,联邦州可选择采纳或修改框架。萨安州目前正在制定一个联邦州专门的课程大纲,本书截稿时该大纲尚未完成。《护理职业改革法》还规定,各州负责就该法案的具体执行做出决定。《护理职业改革法之联邦州执行法案》至本书截稿时尚处于征询意见阶段。

新法对护理专业人员"保留工作"的规定具有特别重要的意义,包括以下护理任务:

· 第 5 条第 3 款 1a 项所规定的了解和确定个人护理需求的护理任务;

· 第 5 条第 3 款 1b 项所规定的组织、设计和控制护理流程的护理任务;

· 第 5 条第 3 款 1d 项所规定的分析、评估、保障和改进护理质量的护理任务。

上述护理任务只能由护理专业人员施行。从专业理论的角度来看,立法极大地推动了护理的集体专业化。

为了执行这些只准许职业护理人员完成的工作,我们需要高质量的教育。因此,教育的目标可综合表述如下:

护理专业人员的教育可提高护理人员所需的专业能力和个人能力,包括基本的方法能力、社会能力、跨文化和交际能力,以及基本的学习能力、知识转移能力和自我反省能力,从而让护理人员能够胜任急诊、住院和门诊等的各种护理情况，完成护理各年龄人群所需的独立、全面和以过程为导向的护理。在这里，终身学习被视为个人职业发展的过程，个人成长和专业发展存在必要性。

三、教育机构方面的挑战

德国护理教育的改革建立了一个全新的教育体系。萨安州的护理学校目前正在等待本州的课程大纲出台。学校将会把它植入自身的课程大纲中。

但理论与实践教学及实践教育的责任在根本上没有发生变化：职业教育的三个组成部分仍属于各个护理学校的责任范围。因此，护理教育的改革不在于双元制教育体制（两个学习地点负责各自的教学内容），而是须进一步明确护理学校和实践教育执行机构的任务，如实践教育过程中需提供的实践指导范围等。

学生的各项实践任务也要求实践教育执行机构必须比以往更加紧密地开展合作。职业教育的融资模式也有新的变化，并且对学生和实践教育执行机构都有利。

四、教师资格方面的挑战

目前，护理职业领域的师资教育主要通过两种不同的方式进行。原因在于，大多数联邦州的老年护理教育是在国立职业学校或非公立机构办学的学校中进行的。保健和疾病护理及保健和儿科护理的教育场所是疾病护理学校。有可能这三种教育系统适用两种不同的法规。两阶段的综合性大学师范教育（护理职业专业方向加上一个通识教育专业或两个职业专业方向的结合，如护理和健康）和紧接其后的见习期服务（实习），这两者是国立职业护理专业教师招聘的前提条件。疾病护理学校和非公立机构办学的学校可聘用只经过单一阶段教育的人员担任教师。各州将颁布旨在规范护理学校未来教学活动的法案,萨安州的相关联邦州执行法案目前尚在征询意见阶段。方案通过后,高校应考虑是否需要对师范类专业的教育进行改革,以及如何改革,以便培养既掌握理论又胜任专业教学工作的准教师,他们还应有能力完成各种形式的课程工作,并懂得教育政策相关的法令和法规。

五、总结

盘锦职业技术学院的中德合作项目与任何跨国合作项目一样,一开始必须面对文化上的挑战,随着项目的推进,这种文化上的挑战逐渐变得次要。项目阶段的真正挑战在于在盘锦职业技术学院里实施中方要求的"德国标准"。与此同时,德国到目前为止所遵循的护理教育标准将经历彻底的变革。因此,该项目当前采用的有效方案和步骤在德国的改革过程中遭到了批判性的审视,而且这种审视还将持续下去。

课程工作取决于参与者在宏观、中观和微观层面的课程能力。课程工作与任何专业教学行为一样,需要反思和检验,必要时需做修改。最后要强调的是,能力概念具有理论相对性和实践相对性。盘锦职业技术学院的教学团队在项目开展的过程中对德国的课程工作有了许多了解。未来,他们须巩固上述三个层面的课程工作流程,独立自主地完成课程工作。

（萨艾琪）

第六章

有关中国护理职业教育的新思考

一、导论

本章由盘锦职业技术学院医疗护理分院院长（李冬院长、姚文山副院长和郭强副院长）与德方专家萨艾琪教授联合撰写，以中德两国的不同视角，回顾护理职业教育各自的发展历程，展望新时代背景下护理领域的新发展、新挑战。

在中德合作项目背景下，中德双方的领导、教师及工作人员深入交流了护理职业教育的特点与框架条件，长达三年的中德交流引发双方深入思考护理职业教育人才培养的差异。

反思中国的护理职业教育，就一定会谈及职业教育在中国的课程与教学设置，谈及职业教育改革的新尝试。与此同时，我国的医疗卫生与老年护理领域的发展日新月异，以医养结合为指导，"互联网＋"以及人工智能在医疗卫生、养老服务领域有着越来越广泛的应用，都对护理职业教育提出了新要求。

二、我国常见的护理职业教育

（一）护理职业教育课程

1．课程设置

我国的职业教育发展历程较短，长期采用"计划导向原则"的教学方式，导致培养的人才和市场需求容易出现脱节的情况。我国老年护理大专课程设置还是会受到生物-医学模式影响，构成课程体系的各个部分都独立开设，在完成一部分课程内容学习后，才能进行新的课程内容学习。课程目标主要是研究学科，很少研究社会与学生。

护理专业的课程有理论与实训两部分。

理论课程注重生物-医学的学习,常通过对教材(如《人体基本形态与结构》《病原生物学》《病理学基础》《药理学基础》等)的理论学习,使学生掌握临床基本知识和基本技能,按照临床护理程序的要求,做出科学的护理决策,并为深入学习临床护理各专业课程做好准备。

实训课程往往也是在学校完成的,受到学校实训室条件的制约。如果学校缺少足够的教学设备或设备无法及时更新,人才培养的效果就会大打折扣。以前理论课与实训课的比例为2∶1。由于实践时间不足,理论课与实训课衔接设计不合理,导致学生动手能力差,理论知识与实践能力脱钩,毕业生就业质量不高。

2.课程内容

我国的职业教育,很大程度上受到普通高等教育和中等教育的影响,注重对学生相关理论知识的传授,在学生在实践能力的培养上则相对较少。

盘锦职业技术学院医疗护理分院开设公共基础课程8门、专业基础课程7门、专业核心课程8门。从课程结构体系上看,护理专科课程中占较大比重的是医学基础与老年护理专业课,在专业人才培养上针对性较强。

2018年护理专业课程结构如表6-1所示。

表6-1　2018年护理专业课程结构

课程类型	课程名称	课时
公共基础课程	思想道德修养与法律基础	48
	毛泽东思想和中国特色社会主义理论体系概论	64
	体育	92
	大学英语	128

课 程 类 型	课 程 名 称	课　时
公共基础课程	计算机应用基础	56
	口语交际与应用写作	42
	心理健康教育	32
	形势与政策	24
公共基础课程课时总计		486
专业基础课程	人体形态	84
	人体结构	84
	生物化学	16
	病原生物与免疫	48
	生理学	48
	病理学	32
	药理学	32
专业基础课程总计		344
专业核心课程	基础护理技术	128
	内科护理技术	128
	外科护理技术	128
	妇科护理技术	64
	儿科护理技术	64
	老年护理技术	32
	急救护理技术	32
	健康评估	32
专业核心课程总计		608
总计		1438

3．授课方法

课改前我国传统课堂教学普遍采用的是凯洛夫的五环节教学模式，即组织教学-复习旧课-揭示新课-传授新课-重新布置作业。重视教师对学生的管教和对学生学习的控制，强调对学生进行课堂教育，是一种主动-被动式的关系。以教师传授为主，学生只是被动接受，传统教学主要是由教师安排学习进度，按照学生的接受程度及课本章节进行灵活掌握。在传统教学中，教师是课堂教学核心，充当着知识的拥有者、传递者及监督者的角色，在整个教学过程中，起着决定、支配、灌输的作用。这种角色和作用，使教师经常以指挥的形式，主导教学过程。无论如何丰富教学形式，如何强调学生自主学习也难以改变教学本质，从而导致学生只能消极、被动地学习。

4．护理专业考核

我国护理专业考核只有笔试，考核形式和评价标准单一，与护理专业操作性强、实践性强的特点不符。职业教育强调技能训练，但与技能训练配套的考核和评价方法有时比较滞后，会影响职业教育教学成效。教师往往根据大纲以及学生的学习效果，进行各个学科的单独考核。由于学科之间相互独立，使得考试内容和护理职业需求存在差距。

（二）护理职业教育教师

以盘锦职业技术学院为例，盘锦职业技术学院医疗护理分院现有专职教师52人，其中，具有硕士研究生以上学历13人，副高级职称以上的17人，"双师型"教师38人。办学三十多年来，分院全体教职员工秉承全员育人的办学理念，不断提升业务素质，夯实专业技能，丰富课堂教学，严格学生管理。在师生员工的共同努力下，力争让每一名学生都能学到专业知识，让每一名学生的专业技能都能得到充分的锻炼。

1. 入职要求

在很长一段时间里,我国的护理职业教育教师主要是医学院校的毕业生。尽管他们受过良好的医学专业或护理专业训练,但缺乏足够的护理工作实践经验,更缺乏教育学的系统学习与实践。因此,新教师授课以理论知识传授为主,实训课以技能传授为主,职业教育特色不明显。要改变这种情况,他们只能在教学工作中逐渐摸索教学方法,通过在职进修、企业实践,丰富护理职业经验。

2. 教师进修与企业实践

盘锦职业技术学院医疗护理分院专任教师定期参加盘锦市中心医院临床实践,积累典型病例及常见问题等教学素材,丰富教学内容及形式;同时,临床实践使教师对临床护理学的发展有更加全面、深刻的认识,有助于理清教学思路,把握教学脉络,使教师将专业理论、专业知识、专业技能运用于临床实践,从而得到深化和提高。

(三)护理职业教育的新思考

随着我国社会经济、文化教育的迅猛发展,护理职业教育也在更新发展。职业教育以实现理论教育和动手实践的结合为宗旨,注重加强企业和学校之间的协同发展。在护理人才培养上,要保证高质量的教学符合护理领域未来的发展方向,着重加强有专业针对性、贴近实际的系统培训,提高学生适应社会的能力。

1. 将分科课程与综合课程相结合

现阶段我国护理高等职业教育单一分科课程结构普遍不完善,如果仅靠增加课时与科目,是无法解决问题的。既不能提高学生综合运用知识的能力,也不能培养学生分析与解决问题的能力。对此需要把分科课程和综合课程充分结合起来,保证课堂教学效率与效果。虽然在编制综合课程与培训中有很多难题,但是我们要认真解决。

2. 促进理论与实践有机联系

在评价课程上,将实践部分放在首位,强调合理应用理论知识,从而让理论和实践有更紧密的联系。护理专业课程实践时间虽然比较充足,但因为理论和实践存在脱节的情况,易对教学效果和效率造成不利影响。对此在设置老年护理专业新课程目标及评价课程的时候,需要充分考虑各个方面的因素,注意将理论与实践充分联系起来。

3. 优化教学活动模式,调动学习积极性

从教学活动来看,要将学生接受性学习放在首位。对此,中德老年护理试点班采用情境式教学,将学生参与的积极性调动起来,激发学生的主观能动性,发挥教师主导作用,真正促使学生的能力与素质得到不断提升。

盘锦市适时推出《教育体系国际化专项实施方案》,明确重点工作任务,以项目化方式推进教育体系国际化建设进程。要实现合作战略互利、优势资源互补、专业教师互派、课程资源互用,探索与企业联合培养模式,适时利用专业优势及人才优势进行成果输出。对标查找盘锦教育体系国际化工作中的差距,制定了"加强国际化顶层设计、加快教育国际化氛围创建、提升学生家长对教育国际化理解、推进中德职业教育双元制改革试点"等工作任务。盘锦市以国际化视野谋划教育工作,加快推进双元育人模式改革,全面深入开展国际合作办学,构建国际化职业教育体系,打造国际化的职业教育基地,走创新发展、高端发展的职业教育之路。

三、我国护理领域发展趋势

据联合国经济和社会事务部人口司数据统计,2015 年中国 60 岁

以上人口已超过 2 亿,预测到 2050 年 60 岁以上人口比例将上升至
36.5%。应对老龄化社会,特别是为高龄和失智老年人提供服务,是
中国护理领域的重要话题,老年护理服务普遍短缺。

（一）医养结合指导意见

2015 年我国卫生计生委等部门提出的《关于推进医疗卫生与养老
服务相结合指导意见》(以下简称《指导意见》)指明了医疗卫生与养老
服务相结合的重要性:我国是世界上老年人口最多的国家,老龄化速度
较快。目前有限的医疗卫生和养老服务资源以及彼此相对独立的服务
体系远远不能满足老年人的需要,迫切需要为老年人提供医疗卫生与
养老相结合的服务。

《指导意见》指出,一方面各地需要建设兼具医疗卫生和养老服务
资质和能力的医养结合机构,逐步提升基层医疗卫生机构为居家老年
人提供上门服务的能力,80%以上的医疗机构开设为老年人提供挂号、
就医等便利服务的绿色通道,50%以上的养老机构能够以不同形式为
入住老年人提供医疗卫生服务。另一方面,要加强人才队伍建设,对养
老机构和医疗卫生机构中的医务人员同等对待。做好职称评定、专业
技术培训和继续医学教育等方面的制度衔接,完善薪酬、职称评定等激
励机制。建立医疗卫生机构与医养结合机构人员进修轮训机制,促进
人才有序流动。

在此背景下,职业教育院校要建立和发展"康复、养老、护理一体
化"的人才培养模式,有效应对人口老龄化的医疗和康复等问题。传统
的医疗护理学生,就业去向主要是医疗卫生机构。未来的老年护理复
合型人才,不仅要具备医疗护理的核心素养,还要熟悉老年人需求,在
营养、康复、心理和社会文化等诸多方面提供护理服务。

盘锦职业技术学院医疗护理分院成立改革小组,自 2017 年起开设了中德老年护理方向试点班,旨在探索专业性较强的老年护理人员培养道路。试点班的课程涉及老年医学、康复、护理等基础专业课程,注重专业技能培训,突出理论与实践相结合。为培养老年医学、康复、护理、营养、心理和社会工作等方面专业人才,做了积极有益的探索。

（二）探索"互联网＋"新模式

以互联网为技术为手段,将医疗卫生与养老服务相结合,可以实现区域统筹协调、资源共享。盘锦职业技术学院合作的老年医院之一——北京老年医院,具有现代化的远程医养结合服务体系,能够实现患者的医疗信息在家属、养老机构、家庭医生、三级医院专家、一二三级医院之间共享和有效利用。目前在北京市海淀区初步实现"互联网＋"医养联合体的新模式。一些基础疾病可以在基层单位解决,重症患者通过系统平台进行转诊,真正做到小病在基层,大病有效双向转诊的分级诊疗模式,也减轻了患病老年人和家属的负担,提高了居民的满意度。

除此之外,未来的护理人员可借助多种计算机辅助手段,初步实现智能护理。例如,护理机器人和各种提升助力辅助设备,可帮助护理人员轻松抬起或移动老年人。定位系统可帮助护理人员或亲属找到患有轻微老年痴呆或容易走失的老年人。

"互联网＋"新模式要求在护理人才培养过程中,注重培养学生对新技术、新模式的理解与掌握,开发相应的学习情境。例如,当老年人在家中突发心前区疼痛,呼叫医养联合体办公室值班人员,办公室紧急呼叫就近社区卫生服务中心的家庭医生团队,作为团队的护理人员,如何协助医院进行远程医疗会诊。

　　总之,在探索老年护理人才培养的过程中,教学实践需要与护理领域发展趋势紧密结合,教学中需要适当引入新技术、新模式,教学内容需要体现我国医养结合特色。在智能化深入各行各业的今天,智能护理会越来越普及,从护理机器人的应用到远程医疗服务。护理职业教育还需要做更多符合新时代发展的有益探索。

（张洪福　李冬　姚文山　郭强）

附录 A

学习情境 1：老年痴呆护理

一、预期目标与实施步骤

学习情境 1	老年痴呆护理	所需学时：16 学时

根据教学大纲应获得的能力：

1. 照顾老年痴呆患者，兼顾预防和补偿性措施。

2. 保持老年痴呆患者的尊严，特别是当他们的自决能力有限时。

3. 收集老年痴呆患者的信息，查找、制订并实施针对老年痴呆患者一些行为的解决方案

教学内容：

老年痴呆患者护理

职业行动情境（案例）

学生李恩，在老年医院的老年痴呆病房实习。第一天，她和护士安静一起，照料患老年痴呆的习奶奶和高奶奶。当她们打开门，发现有尿味。她们正想帮助高奶奶清洗的时候，她开始喊叫："走开，滚开！救命，救命！"李恩很无助，跑到习奶奶那里，习奶奶刚刚起床，打开床头柜的抽屉。她把所有的东西都从抽屉里拿出来，瞪着眼睛说："你又偷了我的钱，你是毒蛇！离开我的视线，你总是偷我东西！"

李恩吓坏了，离开了房间。安静也离开了房间并对李恩说："你必须习惯，这两位老人没有恶意，她们就是这样。"

步　　骤	作　业　要　求
组织/导向	按照材料 1 中的描述在小组作业中画出雕像，并在练习 1 中进行分析

了解相关背景信息	1. 通过教师讲座了解老年痴呆。 2. 填写练习2
计划	分成六组,每两组分别选择以下主题之一,阅读相关专家文本并制作相应措施的学习海报。一组简短地呈现其结果,另一组检验结果。 a. 综合验证。(材料×××) b. 护理诊断的补偿性护理措施,自我保健身体护理措施,包括饮食、敷料和排泄等方面。(参考书,第×××页) c. 预防性护理措施(脱水的风险),跌倒的危险和营养不良的危险相关内容。(参考书,第×××页)
决定	1. 分为四组,每两个小组分别创建一个虚构的履历,其中包括习奶奶、高奶奶的时间表(如履历的学习情境开发)等。通过履历,可以解释习奶奶和高奶奶的行为。现在收集履历,混合并重新分配它们,以便每个小组都有习奶奶和高奶奶的履历。 2. 想象一下,学生李恩和护士安静现在回到房间。创建角色脚本,两人如何沟通,以便能够用计划b和计划c中的护理措施来说服两位老人
执行/展示	抽出两个小组,进行角色扮演
监督	检验角色扮演的成果

评价/反思	李恩晚上和她的朋友丹聊天,并将这一天发生的事情告诉她。丹非常惊讶,说应让老年痴呆患者接受药物治疗以确保安全。 请考虑尊严以及健康和经济等因素,讨论各自护理方法的优缺点。使用连锁发言的方法
系统化	学生观看电视剧《守望幸福》关于老年痴呆的内容的片段(建议学生在闲暇时间看完 22 集的全剧) a.分组。每组从电影中选择一个片段,根据人的传记部分和比较有代表性的场景进行分析。 b.进行角色扮演,说服电影中的角色,执行计划 b 或计划 c 中的护理行为。重复角色扮演几次,然后反思
实习指导	1. 观察老年痴呆患者在不同阶段的行为以及亲人的情绪变化情况。描述不同阶段的三个案例,并根据他们的专业知识分析各自的护理需求。 2. 通过实施综合验证方法与老年痴呆患者沟通。然后,以书面形式反思如何成功实施沟通

二、相关练习

【练习 1】 雕像的分析和反思

(1) 按照材料 1 中的描述构建雕像。

(2) 在横幅中绘制雕像的草图,并在其下面写下名称。

（3）根据材料 1 中所描述的填写气泡。

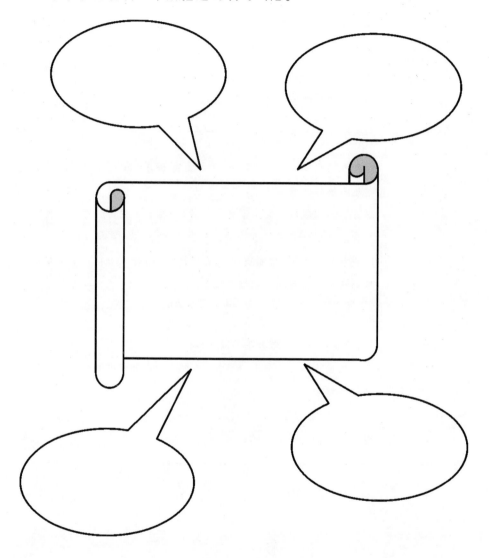

【练习 2】 老年痴呆概览

定　义	形　式	
发病原因	症状	护理诊断
诊断		
医学治疗	非药物治疗	护理措施

三、相关材料

【材料 1】 雕像法

雕像法是一种表现方法，在"雕塑家"的指导下，静态地表示人的状况。"雕塑家"将参与者分组，确定他们的姿势和面部表情，这样来说明社会关系、感受、思想和态度。参与者在雕塑阶段，不能交谈。

请按以下步骤操作：

（1）在你的小组中,确定谁将扮演"雕塑家"、安静、李恩、高奶奶和习奶奶的角色。

（2）站在房间的一个安静的角落里。"雕塑家"一个接一个地"处理"这些人,使扮演者处于某一位置,塑造扮演者的姿势并调整扮演者的面部表情。扮演者不能说话,但可以通过某种面部表情来表明情绪。

（3）当框架准备好时,人们在相应的框架中停留约1分钟(冻结)。然后"雕塑家"用手机拍下了"雕像"的照片。

（4）现在"解冻雕像"并进行分析。首先,给"雕像"命名,如"绝望中的女学生"或"老年病学中的混乱"(请学生列举其他例子)。

（5）现在在练习1中绘制"雕像"的草图。

（6）每个学生在冻结阶段将自己的想法和感受写入圆圈中。再次将自己置身于自己的角色中。

（7）在全体会议上讨论你所扮演的雕像。分析和反思存在哪些差异和相似之处。

四、"学习情境1：老年痴呆护理"相关说明

1."老年痴呆护理"的职业行动情境与学习领域相关联

1994年11月5日,罗纳德·里根(1981—1989年美国总统)在他的演讲中说道:"我开始了我生命中的日落之旅。"由此,更多民众开始关注老年痴呆,而之前人们对其往往三缄其口,如果某个人一直都独立地掌控着自己的生活,现在却不知不觉地丧失理智,逐渐失去对自己行为的控制能力,且毫无治愈的可能,那么他一定是束手无策的。"阿尔茨海默病可能正在侵蚀我的大脑,我该向谁倾诉?"这时,患者通常会在去医院之前,想出一系列的办法来维护自己的人格和尊严。

老年痴呆又称为阿尔茨海默病,是一种起病隐匿的进行性发展的神经系统退行性疾病。临床上以记忆障碍、失语、失用、失认以及人格

和行为改变等全面性痴呆表现为特征，病因迄今未明。患者通常在 65 岁以前发病，阿尔茨海默病是老年人常见的慢性疾病之一，病程缓慢，至今为止世界上还没有治愈的方法，是导致老年人死亡的重要疾病之一。

在德国，大约有 100 万人患老年痴呆，这个数字还在上升（预计到 2050 年将达到 200 万）。其主要类型分别为阿尔茨海默型痴呆（约 75％）、血管性痴呆（约 20％）、额颞叶痴呆。

因此老年痴呆的护理对减轻老年人的痛苦、减少家属的苦恼、延缓病程的发展具有临床意义。如何护理老年痴呆患者是当今老年护理工作中的难点，采取哪些护理措施、利用哪些方法是老年护理不断探索的课题，针对老年痴呆发病率逐渐上升的趋势，培养老年护理职业的优秀人才，应从专业学生开始，使老年护理人才年轻化，专业化。为适应老年护理职业的发展，中德合作双元制项目护理专业（老年方向）盘锦职业技术学院的项目小组的全体教师在德国专家萨艾琪等老师的指导下共同研发制定了教学大纲（人才培养方案），并开发以教学领域为教学内容，以职业行动能力为导向的培育人才的新模式，研发职业行动情境以任务为导向，其中"老年痴呆护理"就是基于如何使用本人才培养方案而开发的职业行动情境之一，是与人才培养方案的"学习领域 2-根据老年人的个人情况和情境特点开展护理工作 2-12 老年疾病患者的护理"相关的学习情境。

2.职业行动情境

职业行动情境是以行动为导向，采用"任务＋学习方法＋能力培养"的形式。通过对内容和能力（职业行动能力）进行分析，选择适当的行动情境，计划行动步骤/分配内容，分配时间，提出学习任务/选择方法。

适合的教学情境具有以下特征：真实性（她们打开门，发现有尿味。

她们正想帮助高奶奶清洗的时候,她开始喊叫:"走开,滚开!救命,救命!")、示范性(学生李恩在老年医院的老年痴呆病房实习。第一天,她和护士安静一起,照料患老年痴呆的习奶奶和高奶奶)、开放性(安静对李恩说:"你必须习惯,这两位老人没有恶意,她们就是这样。")、包含矛盾和冲突("你又偷了我的钱,你是毒蛇!离开我的视线,你总是偷我东西!"李恩吓坏了,离开了房间),能够让学生选取一定的视角(高奶奶、习奶奶大喊大叫的表现),能够体现要培养的行动能力——如何护理两位奶奶。

选择适宜的行动及学习产品,行动及学习产品必须符合任务设计,行动产品是职业行为模拟的结果,如:老年痴呆病房"混乱的一幕"雕像、表格、护理措施的海报等,既可以用于确认学习结果,也可以用于成绩评估。

"老年痴呆"的职业行动情境的描述可在德国老师指导下与盘锦职业技术学院的中德项目护理专业(老年方向)小组的教师团队共同讨论。

3. 能力目标

护理专业(老年方向)的人才培养以获得职业行动能力为首要目标。培养的人才具备医疗护理和老年护理专业知识,能够运用护理程序对患者及老年人实施整体护理。在工作过程中关注患者和老年人的照护以及个人需求,对常见病,如老年痴呆病情和用药反应进行观察;能够对老年患者进行照护。

从整体上看待患者和老年人并尊重他们的个性。职业行动能力应至少培养学生的以下能力:

* 专业方法能力是职业业务范围内的能力,是在专业知识和技能的基础上,在特定方法引导下,按照专业要求有目的地独立解决问题并

对结果加以评判的能力。例如："患有老年痴呆的老年人，兼顾预防和补偿性措施"，"使用履历信息，查找并实施针对老年痴呆患者的护理解决方案"。

＊社会能力指的是职业工作中与他人交往、合作的能力，是经历和构建社会关系、感受和理解他人、懂得互相理解，并负责任地与他人相处的能力。社会能力包括社会责任感和团结意识、公共关系、人际交流、语言表达能力、跨文化能力等。

保持老年痴呆患者的尊严，关爱老年人，特别是当他们的自决能力有限时。

＊个人能力是指个体发挥自身才能以及提高工作效率的能力和意愿，是对家庭、职场或者公共生活中出现的发展机会、要求或限制做出解释、深入思考并加以评判，拓展自己的才能且不断进步的能力。个人能力包括个人的品质，如独立性、批判能力、自信心和责任心、自我反思、价值观等。

"老年痴呆护理"学习行动情境培养目标：学生列举老年痴呆患者的临床表现、分析老年痴呆产生的原因、提出老年痴呆患者的护理诊断，针对老年人的需求，采用正确的护理措施对老年痴呆患者实施护理。

4. 学习方法

通过中德双方的专家教师团队共同探讨，研发了多种的教学方法：提出每个学习任务或实践任务，如在组织/导向运用了雕像法给学生一个视角，使学生对老年痴呆患者有更深入的了解。

（苏晗　郑敏娜　金莉）

附录 B

学习情境 2：老年视力障碍护理

一、预期目标与实施步骤

学习情境 2	老年视力障碍护理	所需学时:8 学时

根据教学大纲应获得的能力:

1. 识别老年人视力下降的相关因素。

2. 说出视力下降后会引起哪些生活的不便。

3. 协助老年视力障碍患者的日常生活。

4. 考虑被护理老年人的心理变化

教学内容:

老年视力障碍护理

职业行动情境(案例)

孙某,男,67 岁,丧偶多年,5 年前出现视物模糊,子女工作太忙,无法照顾,一直居住在养老院,最近视力严重下降,经检查右眼视力 0.04,左眼视力0.08。当学生赵丹和他谈话时,孙大爷告诉她,他非常害怕完全失明,自己无法照顾自己

步　骤	作 业 要 求
组织/导向	请进行以下体验练习： a. 两人一组，由一名同学把另外一名同学的眼睛蒙上，体验之后，再互换角色。 b. 被蒙住眼睛的同学由另外一人牵着，在学校四周或是教学楼里行走。 c. 对以下问题进行思考： ·你在蒙住眼睛行走时有什么感受？ ·你在教学楼中寻找方向时有什么感受？ ·与你一组的同学的哪些协助行为对你帮助较大？ ·同学的哪些护理行为让你感觉不太舒服？
了解相关背景信息	请在专业书中找到典型的老年眼疾相关知识，并以小组为单位绘制思维导图
计划	以小组为单位探讨老年人的视力障碍对其日常生活的影响，然后确定护理措施，请考虑以下方面的照护： ·身体护理 ·穿衣/脱衣 ·进食 ·人际交往 ·娱乐活动
决定	请以小组为单位进行思考，孙大爷的视力障碍会为他带来哪些影响，共同为其制订护理计划

执行/展示	"工作台"学习:请在每张桌子旁进行以下护理行为: · 协助老年人行动 · 协助老年人进食 · 协助老年人戴眼镜,并对眼镜进行保养 · 协助老年人与他人进行社交活动 · 与老年人沟通交流
监督	通过观察任务评估护理行为
评价/反思	思考以上护理行为的意义,结合组织/导向部分的思考题进行评估
系统化	请两人一组在网上查找,近些年产生了哪些对人的视力造成积极或消极影响的因素,并与其他专业方向的同学就"保护视力"共同绘制一本信息手册。 例如: · 视力下降产生的相关因素,如何预防视力下降的发生? · 视力下降的人在生活中需要哪些护理措施? · 视力下降护理对护理行为的作用是什么? · 扩展到其他感觉器官的护理措施有哪些?

二、"学习情境 2：老年视力障碍护理"相关说明

1. 情境简介

本学习情境归属于"学习领域 2-根据老年人的个人情况和情境特

点开展护理",是第16项内容老年五官护理的一部分,在老年五官护理中,老年视力障碍护理是非常重要的一部分,因此,该部分的学时设为8学时(老年五官护理总学时为28学时)。

2．职业行动情境

孙某,男,67岁,丧偶多年,5年前出现视物模糊,子女工作太忙,无法照顾,一直居住在养老院,最近视力严重下降,经检查右眼视力0.04,左眼视力0.08。当学生赵丹和他谈话时,孙大爷告诉她,他非常害怕完全失明,自己无法照顾自己。

此情境的编写,首先列出老年人经常会出现的典型问题,并且从学生的角度出发,以主动观察为前提,没有采用专家的诊断,这样学生容易理解;案例有情节,有矛盾,结局为开放式的;此情境为简单明了的小故事,不会过于复杂,让学生一看不会一头雾水;学生从情境中能够获得学习的行动目标。这些都是好的职业行动情境的要素。

3．能力目标

在此学习领域中制定的能力目标如下。

(1)识别老年人视力下降的相关因素。

(2)说出视力下降后会引起哪些生活的不便。

(3)协助老年视力障碍患者进行日常的生活。

(4)考虑被护理老年人的心理变化。

此能力目标主要涉及专业方法能力,列举了在老年人出现视力下降对其进行护理时所需的专业知识和技能,并充分注重人文关怀,考虑和体会了老年人出现视力下降的心理因素。

4．学习方法

此学习情境设计中所采用的学习方法如下。在组织/导向中采用了体验法,让学生对护理对象能感同身受,产生学习动力和关爱之心。

了解相关背景信息中采用了查阅资料和绘制思维导图的方法，使学生
能够思维清晰地掌握所学的专业知识。计划和决定中采用的是小组讨
论法，使小组间进行团结合作和互相学习。执行/展示中采用的是角色
扮演法。监督采用的是观察法。评价/反思采用的是评分法。系统化
采用了网上查阅资料法。

（肖靖琼　付敬萍）

附录 C

学习情境 3：老年肾衰竭护理

一、预期目标与实施步骤

学习情境 3	老年肾衰竭护理	所需学时：16 学时 （13 学时教学， 1 学时灵活安排， 2 学时考试）

根据教学大纲应获得的能力：

1. 根据护理观察及已经掌握的知识，为患慢性病的老年人（如慢性肾衰竭患者）制订护理诊断和护理计划。

2. 建议患慢性病的老年人改变他们的饮食习惯

教学内容：

肾衰竭老年人的护理

职业行动情境（案例）

学生小张讲述她在养老院中的实习经历："我注意到，王大爷长时间双眼肿胀，脚也经常肿得很大，血压高。一段时间以来，他不得不多次起夜如厕。这困扰了他的妻子，把他送到了医院。医生开了药，要求他改变饮食习惯。王大爷早餐时告诉我，他害怕以后不能再吃他最爱吃的食物了。"

步骤	作业要求
组织/导向	1. 详细阅读上述情境,完成练习。 2. 收集症状,在全班范围内讨论出现这些症状的原因。 3. 想象如果自己为了治疗,必须改变饮食习惯的想法或感受。在纸上写下来之后和同桌讨论。 4. 在行动情境中,了解肾脏疾病相关内容。完成练习1和练习2以及肾模型分组练习,温习肾脏的解剖和功能
了解相关 背景信息	1. 在教科书中了解有关肾衰竭的更多信息,并记录以下几个方面:定义、病因、症状、诊断和治疗。 2. 分小组,绘制思维导图。在全班同学面前,介绍思维导图,并比较结果。 3. 将结果与组织/导向2的结果进行比较。你的假设是否合理? 4. 阅读教科书了解慢性肾衰竭的护理诊断、护理目标和措施,并将其记录在练习3的表格中。 5. 两人一组,在网上研究针对慢性肾衰竭的营养配方,记录要点。 6. 全班分为四个小组。两组需了解的背景分别为透析前阶段(在患者依赖于透析之前)和透析依赖阶段,制作营养方案的学习海报。在练习4中,添加营养方案

计划	1. 将全班分为两组，A 组为不进行透析的慢性肾衰竭患者制订护理计划，B 组为需要透析的慢性肾衰竭患者制订护理计划。 2. 两组中各出一人，结合成 AB 二人组，互相介绍各自的护理计划，并在必要时纠正
决定	使用王大爷的病历（材料 1），为他提出饮食建议，并在全班讨论
执行/展示	1. 写下学生小张和王大爷之间的对话和关于饮食配方的咨询对话。 2. 分配角色，练习角色扮演。 3. 在全班展示
监督	观察、评价角色扮演
评价/反思	在全班讨论，改变饮食习惯对王大爷的意义
系统化	将全班分为四个小组。每个组从材料 2 中选择一个任务完成。最后，每个组口头向全班展示成果
实践	老师设计的实习任务

二、相关练习

【练习1】　了解肾的解剖

复习肾脏的解剖学宏观结构,见附图 C-1。

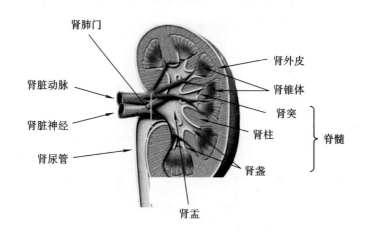

肾肺门

肾外皮
肾锥体
肾脏动脉
肾突
肾脏神经
肾柱
脊髓
肾尿管
肾盏

肾盂

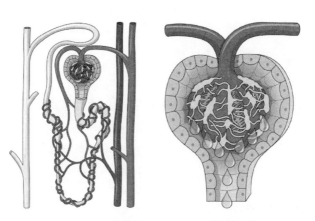

附图 C-1

【练习2】　了解肾的功能

参照附图 C-2 复习尿液如何形成,并描述过滤、重吸收、分泌过程。

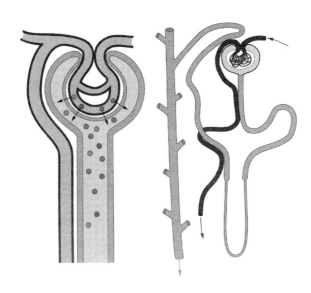

附图 **C-2**

【练习 3】 了解慢性肾衰竭患者的护理过程

根据要求，填写附表 C-1。

附表 **C-1**

护 理 诊 断	护 理 目 标	护 理 措 施

【练习 4】 了解慢性肾衰竭患者的营养方案

根据要求,填写附表 C-2。

附表 C-2

透析前阶段	透析依赖阶段

三、相关材料——案例变形与案例拓展

【材料 1】

王大爷不遵循饮食方案,经常不吃药。两个月后的一天早上,护理人员发现,王大爷在花园里迷路了。他有些糊涂,不认识原本熟悉的人

了，还无法正确回答问题。通过查阅教科书发现，王大爷的病情变了。

【材料 2】

两年后王大爷的病情严重恶化，肾脏不再产尿，透析对他来说压力很大。他应该接受肾脏移植手术。在网上查阅资料：如何进行肾移植？谁捐献器官？谁决定谁接受器官？需要怎样的手术？手术后必须遵循哪些疗法？推测患者未来会怎样？

【材料 3】

肾衰竭是一个热门的考试话题。据此学习情境，创建一组 10 个问题和答案的测试。

四、"学习情境 3：老年肾衰竭护理"相关说明

1．情境简介

在衰老过程中，有效肾单位减少，肾脏大小、重量逐渐减轻。肾小管细胞脂肪退行性变，排泄功能减退。药物代谢慢，易发生药物中毒性损害。肾血管不同程度粥样硬化，肾脏血流量减少。保护肾脏的方法除药物治疗外就是饮食控制，但对于患肾脏疾病的老年人来说，改变饮食习惯很难接受。

2．目标与方法

本次课除了要求学生根据护理观察以及已经掌握的病因、症状和疗法，为患慢性病（如慢性肾衰竭）的老年人制订护理诊断和护理计划外，还要求学生能够建议患慢性病的老年人改变他们的饮食习惯，从被动接受知识到主动去探索。在授课环节中以项目教学法为主，按"以工作过程为导向"的教学模式，模拟真实工作环境，让学生参与到老年护理工作过程中，引用了行动导向法、思维导图、头脑风暴、无声启发、联想法、学习速度二重奏、感知体验等方法。在课堂上通过这些教学方

法,学生能够达到预期的职业行动能力目标。从护理过程出发,分析问题,解决问题,学生不应只具有医疗护理和老年护理的专业知识,还应该能够运用护理程序对患者及老年人实施整体护理。

（郑敏娜）

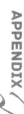

APPENDIX

附录 D

学习情境 4：老年身体护理

一、预期目标与实施步骤

学习情境 4	老年身体护理	所需学时:32 学时

根据教学大纲应获得的能力:

学生能够对需要照护的老年人进行相应的身体护理,包括必要的预防措施,同时考虑到老年人的特殊需求

教学内容:

老年身体护理

职业行动情境(案例)

邓奶奶今年 89 岁,之前一直在家居住,一年前意外摔倒,在医院动了手术,之后自己无法独立行走,由于没有子女,就搬到了市养老院。她与另外一名奶奶共住一间房间,现在无法起身,只能卧床,无法独立活动

步　　骤	作 业 要 求
组织/导向	1. 由于邓奶奶无法起身,请用头脑风暴的方式收集材料,说出邓奶奶需要哪些护理。 2. 体验式练习:邓奶奶自己无法清洗身体。请体验一下,由他人清洗身体是什么感觉:请穿上泳衣,相互擦拭身体,之后思考以下问题: ·你在被他人擦拭身体时是什么感觉? ·你在为他人擦拭身体时是什么感觉? ·怎样的擦拭会让你舒服一些? 怎样的擦拭可能不大舒服? ·你希望别人如何给你清洗身体?

了解相关 背景信息	请在书上阅读有关老年护理的基本技术,然后分为 7 组,分别负责阅读以下内容。 · 老人卧床时对其进行清洗 · 性器官清洗 · 老人卧床时对其进行口腔清洁(戴/不戴义齿) · 鹅口疮和腮腺炎的预防 · 预防器官萎缩 · 压疮预防 · 老年人卧床时为其更换床单
计划	以小组为单位就每个护理内容绘制一份护理操作行为列表,将其分为"材料用具""准备""执行"以及"后续护理操作"
决定	请和全班同学一起讨论,在护理邓奶奶时需要注意哪些问题
执行/展示	在 7 张桌子上各放置一份护理操作行为列表以及执行操作所需的相应材料和用具
监督	两人一组,依次在 7 张桌子上完成相应的护理操作内容。其中一名同学进行操作,另一名同学对照护理操作行为列表观察其护理行为,之后,两人互换任务
评价/反思	在练习之后交流,采用哪些护理步骤,才能提高邓奶奶的舒适度
系统化	请以小组为单位,对可以起身的老年人进行身体护理设计,并讨论在这种情况下,是否所有的预防行为都必要

实习任务	1. 请在实习机构了解相应的身体护理标准和预防措施。 2. 在实习教师指导下,对养老院的老年人进行身体护理。注意,护理前需准备好护理材料,并在护理过程中与老年人进行沟通。 3. 结束护理后,请实习教师指导,并对自己的护理行为进行反思

二、相关练习

【练习1】 老年人卧床时对其进行口腔清洁

操 作 步 骤	操 作 内 容
操作前评估	身体状况确认: 使用物品确认: 环境确认:
摆放体位	
对老年人进行口腔清洁	
操作后确认	身体状况观察: 报告: 整理: 洗手、记录

【练习2】 为老年人进行身体清洁

操 作 步 骤	操 作 内 容
操作前评估	身体状况确认： 使用物品确认： 环境确认：
摆放体位	
对老年人 进行身体清洁	
操作后确认	身体状况观察： 报告： 整理： 洗手、记录

【练习3】 压疮预防

操 作 步 骤	操 作 内 容
操作前评估	身体状况确认： 使用物品确认： 环境确认：
操作风险 点确认	

续表

操作步骤	操作内容
为老年人进行体位变换的方法和步骤	
背部擦洗	
维持老年人舒适体位	
操作后确认	身体状况观察： 报告： 整理： 洗手、记录

【练习4】 为卧床老年人更换床单

操作步骤	操作内容
操作前评估	身体状况确认： 使用物品确认： 环境确认：
操作风险点确认	

续表

操 作 步 骤	操 作 内 容
为老年人 更换床单	
操作后确认	身体状况观察： 报告： 整理： 洗手、记录

三、"学习情境 4：老年身体护理"相关说明

1. 情境简介

邓奶奶今年 89 岁，之前一直在家居住，一年前意外摔倒，在医院动了手术，之后自己无法独立行走，由于没有子女，就搬到了市养老院。她与另外一名奶奶共住一间房间，现在无法起身，只能卧床，无法独立活动。通过职业行动情境导入，邓奶奶无法独立行走，只能卧床，无法自己进行身体清洁而导入具体的工作任务，如为邓奶奶进行身体清洁、压疮的预防，以及更换床单等。

2. 操作实施

学生采用小组讨论的方法为每项护理内容绘制一份护理操作行为列表，将其分为"材料用具""准备""执行"以及"后续护理操作"等项目，并讨论如何操作能够使邓奶奶感觉舒适。按照小组绘制的护理操作行为列表，用模拟人进行模拟操作。

3．学习目标

通过练习和同学们的观察点评,学生具备对需要照护的老年人进行相应的身体护理(包括进行必要的预防措施)的能力,同时能考虑到老年人的特殊需求。

4．教学方法

本学习情境主要应用的教学方法有头脑风暴、体验式练习、阅读资料、小组讨论绘制护理操作列表、操作练习、模拟实施等。

（董莲诗　李冬　姚文山　王丹　付敬萍　郑敏娜

郭强　王秀琴　肖靖琼　王硕　姚月荣）

附录 E

学习情境 5：认识医疗与老年护理的机构和组织职能

一、预期目标与实施步骤

学习情境5	认识医疗与老年护理的机构和组织职能	所需学时:4 学时

根据教学大纲应获得的能力:

认识医疗与老年护理的机构和组织的职能

教学内容:

- 熟悉机构和组织
- 了解协调合作及网络
- 了解长期住院护理的任务和护理服务

职业行动情境(案例)

一天晚上,有位朋友来敲你家的门,找你帮忙。她说:"我母亲74岁,现独自一人在家居住,经常会做出反常举动,比如出门时不按照天气穿衣服,忘记关炉子,其他邻居也经常抱怨母亲家附近的楼道里有股怪味。我非常苦恼,但我上班的时间不固定,又很忙,也不能把母亲接到自己家,我该怎么办?"

步　骤	作 业 要 求
了解相关背景信息	1. 整理你从朋友那里获得的信息。 2. 判断朋友现在的情况。 3. 判断朋友的母亲现在的情况
计划	1. 了解一下,针对那些日常生活需要照护的人,一般有哪些护理机构和相应的服务。 2. 为朋友收集护理机构信息,能够向她提供哪些解决办法

续表

决定	1．将所收集到的机构和组织的信息填到结构图/表格中。 2．将老年救助的各方面措施绘制成一幅思维导图
执行/展示	请与朋友/同学进行一次咨询对话，告知朋友/同学，他们在这种情况下能获得什么样的帮助
监督	将你的建议合理安排，绘制一份挂图
评价/反思	向朋友询问，其是否已经找到解决办法，你的建议是否奏效

二、"学习情境 5：认识医疗与老年护理的机构和组织职能"相关说明

1．与学习领域的关联

主要涉及"学习领域 4-建议、咨询和谈话""学习领域 5-医疗与老年护理的机构和组织"相关内容。

2．职业行动情境

本部分内容主要在养老机构见习后完成。

3．能力目标

能够通过适当的沟通方法最终实现有效沟通；能够注意观察和总结；能够主动查阅资料了解相关知识。

4．学习方法

查阅资料、实地考察、情境模拟、小组讨论、角色扮演、绘制思维导图、绘制挂图等。

（王硕）

参考文献
References ————

[1] 程沛秀.德国行动导向教学法的启示和感悟[J].教学实践,2012
     (2):65-66.

[2] 马莉.如何在教学过程中提高护理专业学生的工作能力[J].科技
     风,2019(2):54.

[3] 宾霞.护理专业学生合作能力培养途径探析[J].当代教育实践与
     教学研究,2018(7):140-141.

[4] 杨雪梅,李婉丽,袁焕侠.案例与情景模拟联合教学法在临床护
     理教学中的应用[J].护理实践与研究,2017,14(19):125-126.

[5] 姜美竹.案例教学联合情景模拟法在护理教学中的应用效果分析
     [J].中西医结合心血管病电子杂志,2018,6(35):192.

[6] 章雅青.我国高等护理教育中开展学生标准化病人临床情景模拟
     教学的思考[J].上海护理,2019,19(10):1-3.

[7] 同春芬,王珊珊.老龄社会转型背景下老龄服务社会化的推进--
     基于福利社会范式的视角[J].求实,2017(11),61-70.

[8] 王文静.基于情境认知与学习的教学模式研究[D].上海:华东师
     范大学,2002.

[9] 邓一洁.老年护理学[M].北京:北京出版社,2014.

[10] 王云峰,赵雁.中国护理百年发展史的主要历程及其评价[J].
      中华现代临床护理学杂志,2009,4(11):641-644.

[11]　戴士弘.职业教育课程教学改革[M].北京:清华大学出版社,2007.

[12]　谢承力,罗斌.试析基于工作过程的高职课程开发与设计中的学习情境设计[J].黄冈职业技术学院学报,2009,11(3):43-45.

[13]　郑金洲.教学方法应用指导[M].上海:华东师范大学出版社,2006.

[14]　陈娟,郭加佳,陈敏,等.CBE教学模式在高职护生老年护理教学中的应用效果[J].护理研究,2016,30(21):2630-2632.

[15]　张薇,周兰姝,钱火红,等.基于"做中学"理论的翻转课堂设计在《成人护理学》教学中的应用与评价[J].解放军护理杂志,2017,34(12):73-76.